USOS DO HORMÔNIO DE CRESCIMENTO HUMANO RECOMBINANTE EM PEDIATRIA

Sociedade de Pediatria de São Paulo
Departamento Científico de Endocrinologia

COORDENADORES
Louise Cominato
Mario Roberto Hirschheimer

USOS DO HORMÔNIO DE CRESCIMENTO HUMANO RECOMBINANTE EM PEDIATRIA

Sociedade de Pediatria de São Paulo
Departamento Científico de Endocrinologia

São Paulo
2024

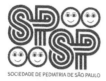

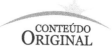

©TODOS OS DIREITOS RESERVADOS À EDITORA DOS EDITORES LTDA.
©2024 - São Paulo
Produção editorial: *Villa d'Artes*
Capa: *Villa d'Artes*
Imagem de abertura de capítulo: *Canva*

Dados Internacionais de Catalogação na Publicação (CIP)
Angélica Ilacqua CRB-8/7057

Usos do hormônio de crescimento humano recombinante em pediatria : Departamento Científico de Endocrinologia da SPSP / coordenação de Louise Cominato, Mario Roberto Hirschheimer. -- São Paulo : Editora dos Editores, 2024.
100 p.

Bibliografia.
ISBN 978-65-6103-012-0

1. Medicina (Endocrinologia) 2. Endocrinologia pediátrica 3. Hormônio do crescimento I. Cominato, Louise II. Hirschheimer, Mario Roberto III. Departamento Científico de Endocrinologia da SPSP

24-1307   CDD-616.47

Índices para catálogo sistemático:
1. Medicina (Endocrinologia) – Hormônio do crescimento

RESERVADOS TODOS OS DIREITOS DE CONTEÚDO DESTA PRODUÇÃO. NENHUMA PARTE DESTA OBRA PODERÁ SER REPRODUZIDA ATRAVÉS DE QUALQUER MÉTODO, NEM SER DISTRIBUÍDA E/OU ARMAZENADA EM SEU TODO OU EM PARTES POR MEIOS ELETRÔNICOS SEM PERMISSÃO EXPRESSA DA EDITORA DOS EDITORES LTDA, DE ACORDO COM A LEI Nº 9610, DE 19/02/1998.

Este livro foi criteriosamente selecionado e aprovado por um Editor científico da área em que se inclui. A *Editora dos Editores* assume o compromisso de delegar a decisão da publicação de seus livros a professores e formadores de opinião com notório saber em suas respectivas áreas de atuação profissional e acadêmica, sem a interferência de seus controladores e gestores, cujo objetivo é lhe entregar o melhor conteúdo para sua formação e atualização profissional.
Desejamos-lhe uma boa leitura!

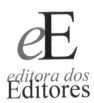

EDITORA DOS EDITORES
Rua Marquês de Itu, 408 — sala 104 — São Paulo/SP
CEP 01223-000
Rua Visconde de Pirajá, 547 — sala 1.121 — Rio de Janeiro/RJ
CEP 22410-900

+55 11 2538-3117
contato@editoradoseditores.com.br
www.editoradoseditores.com.br

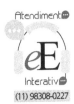

Atendimento
Interativo
(11) 98308-0227

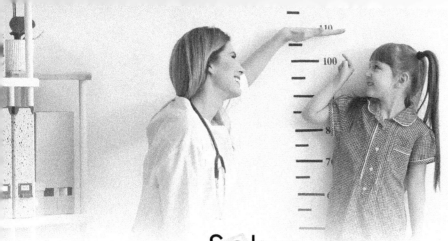

Sobre os Coordenadores

Louise Cominato

Médica Assistente da Unidade de Endocrinologia do Instituto da Criança do Hospital das Clínicas da Faculdade de Medicina da Universidade de São Paulo (HC/FMUSP), Presidente do Departamento Científico de Endocrinologia da Sociedade de Pediatria de São Paulo (SPSP).

Mário Roberto Hirschheimer

Membro do Departamento Científico de Endocrinologia da Sociedade de Pediatria de São Paulo (SPSP) e dos Núcleos de Estudos de Bioética, Direitos de Crianças e Adolescente e Violência contra Crianças e Adolescentes da Sociedade de Pediatria de São Paulo SPSP; Membro do Departamento Científico de Bioética da Sociedade Brasileira de Pediatria (SBP).

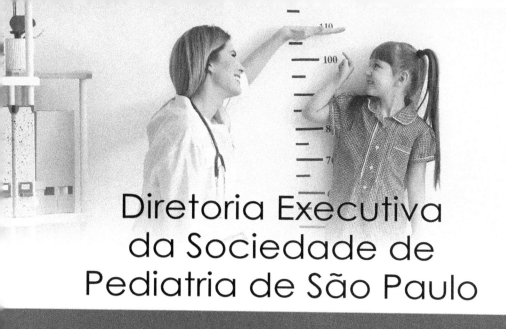

Diretoria Executiva da Sociedade de Pediatria de São Paulo

Presidente	Renata Dejtiar Waksman
1º Vice-Presidente	Sulim Abramovici
2º Vice-Presidente	Claudio Barsanti
Secretária Geral	Maria Fernanda Branco de Almeida
1ª Secretária	Lilian dos Santos Rodrigues Sadeck
2º Secretária	Ana Cristina Ribeiro Zollner
1º Tesoureiro	Aderbal Tadeu Mariotti
2º Tesoureiro	Paulo Tadeu Falanghe

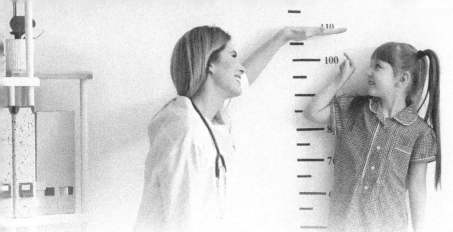

Departamento Científico de Endocrinologia da SPSP

Presidente: Louise Cominato
Vice-presidente: Albertina Gomes Rodrigues
Secretária: Renata Maria de Noronha
Membros:
Adriana Aparecida Siviero Miachon
Beatriz Semer
Carla Maria Ramos Germano
Daniel Servigia Domingos
Durval Damiani
Gil Guerra Junior
Hilton Kuperman
Israel Diamante Leiderman
Jesselina Francisco dos S. Haber
Laura de Freitas Pires Cudizio
Luis Eduardo Procopio Calliari
Mariana Zorrón Mei Hsia Pu
Mário Roberto Hirschheimer
Matheus Alves Alvares
Natália Tonon Domingues
Raphael Del Roio Liberatore Jr.
Ruth Rocha Franco
Tatiana Fabbri
Thiago Olivetti Artioli

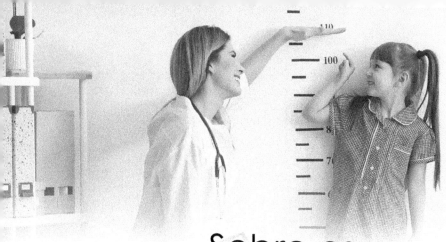

Sobre os Colaboradores

Adriana Aparecida Siviero Miachon
Profa. Adjunta e Médica do Setor de Endocrinologia, Disciplina de Especialidades Pediátricas, Departamento de Pediatria da Escola Paulista de Medicina da Universidade Federal de São Paulo (EPM/Unifesp). Membro do Departamento Científico de Endocrinologia da Sociedade de Pediatria de São Paulo (SPSP).

Albertina Gomes Rodrigues
Responsável pelo Ambulatório de Endocrinologia Pediátrica do Conjunto Hospitalar do Mandaqui – SP. Vice-presidente do Departamento Científico de Endocrinologia da Sociedade de Pediatria de São Paulo (SPSP).

Alcinda Aranha Nigri
Médica Endocrinologista Pediátrica. Professora Assistente Mestre da Faculdade de Medicina de Sorocaba da Pontifícia Universidade Católica de São Paulo (PUC/SP). Membro do Departamento Científico de Endocrinologia da Sociedade de Pediatria de São Paulo (SPSP).

Alexander Augusto de Lima Jorge
Médico responsável pela Unidade de Endocrinologia-Genética (LIM/25), Disciplina de Endocrinologia, Faculdade de Medicina da Universidade de São Paulo (USP).

Alexsandra Christianne Malaquias
Médica da Unidade de Endocrinologia Pediátrica, Departamento de Pediatria, Faculdade de Ciências Médicas da Santa Casa de São Paulo (FCMSCSP); Membro do Departamento Científico de Endocrinologia da Sociedade de Pediatria de São Paulo (SPSP).

ÂNGELA MARIA SPINOLA E CASTRO
Profa. Adjunta e Chefe do Setor de Endocrinologia, Disciplina de Especialidades Pediátricas, Departamento de Pediatria da Escola Paulista de Medicina da Universidade Federal de São Paulo (EPM/Unifesp). Membro do Departamento Científico de Endocrinologia da Sociedade de Pediatria de São Paulo (SPSP).

BEATRIZ SEMER
Médica Assistente da Unidade de Endocrinologia Pediátrica do Instituto da Criança do Hospital das Clínicas da Faculdade de Medicina da Universidade de São Paulo (HC/FMUSP). Departamento Científico de Endocrinologia da Sociedade de Pediatria de São Paulo (SPSP).

CLAUDIO BARSANTI
Médico Pediatra. Advogado. Médico responsável pela Unidade de Terapia Intensiva (UTI) Pediátrica do Hospital Santa Marcelina. 2º Vice-Presidente da Sociedade de Pediatria de São Paulo (SPSP).

CYNTIA WATANABE
Médica Endocrinologista Pediátrica – Auxiliar de Ensino da Faculdade de Medicina de Sorocaba da Pontifícia Universidade Católica de São Paulo (PUC/SP). Membro do Departamento Científico de Endocrinologia da Sociedade de Pediatria de São Paulo (SPSP).

DANIEL SERVIGIA DOMINGOS
Médico Pediatra e Endocrinologia Pediátrica pela Escola Paulista de Medicina da Universidade Federal de São Paulo (EPM/Unifesp). Docente Pediatria na Universidade Nove de Julho (UNINOVE). Membro do Departamento Científico de Endocrinologia da Sociedade de Pediatria de São Paulo (SPSP).

GUIDO DE PAULA COLARES NETO
Endocrinologista Pediátrico e Doutor em Endocrinologia pela Faculdade de Medicina da Universidade de São Paulo (FMUSP). Médico Assistente do Serviço de Endocrinologia Pediátrica do Hospital Infantil Darcy Vargas. Membro do Departamento Científico de Endocrinologia da Sociedade de Pediatria de São Paulo (SPSP).

ISRAEL DIAMANTE LEIDERMAN
Médico Endocrinologista, Membro do Departamento Científico de Endocrinologia da Sociedade de Pediatria de São Paulo (SPSP).

JESSELINA FRANCISCO DOS SANTOS HABER
Membro do Departamento de Endocrinologia da Sociedade de Pediatria de São Paulo (SPSP); Docente Coordenadora do Departamento de Pediatria da Faculdade de Medicina da Universidade de Marília (UNIMAR).

Laura de Freitas Pires Cudizio

Médica Voluntária do Departamento de Pediatria da Santa Casa de São Paulo - Disciplina de Endocrinologia Pediátrica. Pediatra e Endocrinologista Pediátrica pela Irmandade da Santa Casa de Misericórdia de São Paulo (ISCMSP). Membro do Departamento Científico de Endocrinologia da Sociedade de Pediatria de São Paulo (SPSP).

Louise Cominato

Médica Assistente da Unidade de Endocrinologia do Instituto da Criança. Hospital das Clínicas da Faculdade de Medicina da Universidade de São Paulo (HC/FMUSP), Presidente do Departamento Científico de Endocrinologia da Sociedade de Pediatria de São Paulo (SPSP).

Mariana Zorron

Médica Endocrinologista Pediátrica da Universidade Estadual de Campinas (UNICAMP). Membro do Departamento Científico de Endocrinologia da Sociedade de Pediatria de São Paulo (SPSP).

Mário Roberto Hirschheimer

Membro do Departamento Científico de Endocrinologia da Sociedade de Pediatria de São Paulo (SPSP) e dos Núcleos de Estudos de Bioética, Direitos de Crianças e Adolescente e Violência contra Crianças e Adolescentes da Sociedade de Pediatria de São Paulo SPSP; Membro do Departamento Científico de Bioética da Sociedade Brasileira de Pediatria (SBP).

Matheus Alves Alvares

Professor da Disciplina de Pediatria da Faculdade de Ciências Médicas de Santos (UNISANTOS). Pediatra e Endocrinologista Pediátrico pela Irmandade da Santa Casa de Misericórdia de São Paulo (ISCMSP). Membro do Departamento Científico de Endocrinologia da Sociedade de Pediatria de São Paulo (SPSP).

Nara Michelle de Araújo Evangelista

Endocrinologista Pediátrica e Mestre pela Faculdade de Ciências Médicas da Santa Casa de São Paulo (FCMSCSP) Médica Assistente do Serviço de Endocrinologia Pediátrica do Hospital Infantil Darcy Vargas.

Olberes Vitor Braga de Andrade

Prof. Assistente da Faculdade de Ciências Médicas da Santa Casa de São Paulo (FCMSCSP) e do Departamento de Pediatria da Santa Casa de São Paulo - Disciplina de Nefrologia Pediátrica. Doutor em Medicina (Pediatria) pela Faculdade de Ciências Médicas da Santa Casa de São Paulo FCMSCSP. Presidente do Departamento Científico de Nefrologia da Sociedade de Pediatria de São Paulo (SPSP)

Renata Maria de Noronha

Médica Pediatra e Endocrinologia Pediátrica pela Santa Casa de São Paulo. Assistente do Ambulatório de Diabetes Pediátrico da Santa Casa de São Paulo. Mestre em Ciências da Saúde pela Faculdade de Ciências Médicas da Santa Casa de São Paulo (FCMSCSP). Doutora em Endocrinologia pela Faculdade de Ciências Médicas da Santa Casa de São Paulo FMUSP. Secretaria do Departamento Científico de Endocrinologia da Sociedade de Pediatria de São Paulo (SPSP).

Ruth Rocha Franco

Médica Assistente da Unidade de Endocrinologia do Instituto da Criança do Hospital das Clínicas da Faculdade de Medicina da Universidade de São Paulo(HC/FMUSP). Membro do Departamento Científico de Endocrinologia da Sociedade de Pediatria de São Paulo (SPSP).

Simone Sakura Ito

Médica da Unidade de Endocrinologia do Instituto da Criançado Hospital das Clínicas da Faculdade de Medicina da Universidade de São Paulo(HC/FMUSP). Membro do Departamento Científico de Endocrinologia da Sociedade de Pediatria de São Paulo (SPSP).

Tatiana Fabbri

Médica Pediatra e Endocrinologia Pediátrica pela Escola Paulista de Medicina da Universidade Federal de São Paulo (EPM/Unifesp). Membro do Departamento Científico de Endocrinologia da Sociedade de Pediatria de São Paulo (SPSP).

Thiago Santos Hirose

Membro do Departamento de Endocrinologia da Sociedade de Pediatria de São Paulo (SPSP). Docente de Endocrinologia Pediátrica da Universidade Estácio de Sá/SP.

Valesca Mansur Kuba

Doutora em Ciências pela Universidade de São Paulo (USP). Professora Adjunta de Endocrinologia da Faculdade de Medicina de Campos (FMC).

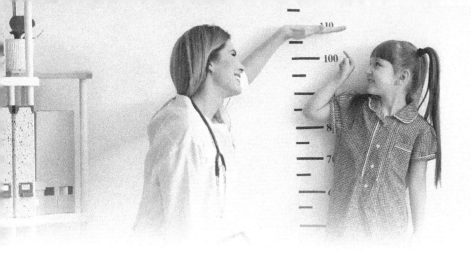

Dedicatória

Foi enorme a contribuição da Dra. Renata Maria de Noronha nas atividades do Departamento Científico de Endocrinologia da Sociedade de Pediatria de São Paulo, assim como nas da Sociedade Brasileira de Diabetes. Foi inestimável sua colaboração na elaboração deste livro. Médica, amiga e mãe, precocemente foi para outro nível de existência.

Renata Maria de Noronha foi grande incentivadora desta obra, com comprometimento e entusiasmo, pelo que expressamos aqui nossa homenagem.

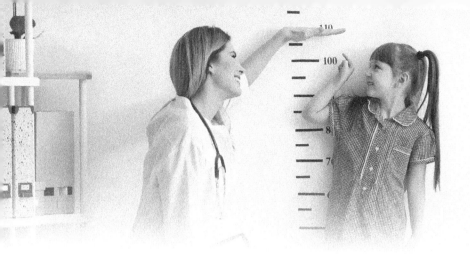

Pensamento

Nunca sei minha altura, tenho o tamanho de um sonho, o tamanho da esperança, o tamanho de um sorriso que vem da alma ...

Se isso vale a pena? Ahhh tudo vale a pena quando se é quem se quer ser ...

Quando me falta coragem invento força, quando meu mundo desaba desenho arco-íris e assim sigo caminhando com fé e alegria no olhar ...

Tudo é pouco quando o mundo é meu ...

Andresa Martins Vicentini

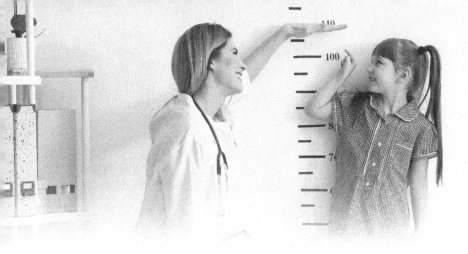

Prefácio

O hormônio de crescimento humano recombinante (rhGH) foi desenvolvido em 1985 e aprovado para usos específicos em crianças e adultos. A disponibilidade e segurança do rhGH trouxe mudanças revolucionárias no âmbito de suas aplicações e indicações, que seguiram expandindo nos anos seguintes à sua introdução.

Em crianças, seu uso está aprovado para tratar a baixa estatura de causa idiopática, deficiência ou insuficiência de GH, crianças que nascem pequenas para a idade gestacional, bem como o crescimento deficiente devido a uma série de causas médicas, como as síndromes de Turner, Prader-Willi e doença renal crônica.

Os textos que são apresentados neste Livro – Usos do Hormônio de Crescimento Humano Recombinante em Pediatria – são objetivos, práticos e sensatos, originados de questões clínicas relevantes e apoiados em evidências científicas de qualidade.

Começa pela avaliação do crescimento, segue com as informações de como prescrever, analisa a deficiência do hormônio de crescimento e se concentra nas principais indicações embasadas pela literatura. Não foram esquecidos a abordagem na fase de transição, o uso abusivo e os grupos de risco e finaliza com os direitos das pessoas ao tratamento com o rhGH.

O leitor conseguirá ter acesso, por meio destes textos, às informações mais relevantes, desenvolvidas por vinte e seis profissionais altamente capacitados e com grande experiência nos temas abordados e coordenado por dois deles: Louise Cominato e Mario Roberto Hirschheimer, que dispensam apresentações.

A compreensão das atuais indicações e controvérsias do rhGH pode facilitar a avaliação do paciente e agilizar o encaminhamento para tratamento potencial, por sabermos que a jornada de trabalho da(o) pediatra pode ultrapassar facilmente doze horas diárias e a necessidade de manter-se atualizada(o) quanto às melhores práticas para o cuidado de seus pacientes pode ser escassa e gerar a sensação e a ansiedade que não está fazendo o melhor para as crianças, adolescentes e suas famílias.

Neste contexto, sabemos que os desafios são enormes e os conhecimentos destes temas são fundamentais e muito bem-vindos.

Desejo uma boa e proveitosa leitura!

Renata D Waksman
Presidente da Sociedade de Pediatria de São Paulo

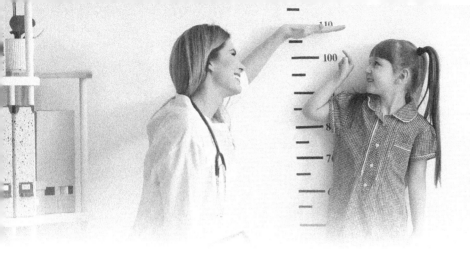

Sumário

1. **AVALIAÇÃO DO CRESCIMENTO,** 1
   Mario Roberto Hirschheimer
   Louise Cominato

2. **HORMÔNIO DE CRESCIMENTO RECOMBINANTE HUMANO: O QUE SABER ANTES DE PRESCREVER,** 9
   Guido de Paula Colares Neto
   Nara Michelle de Araújo Evangelista

3. **DEFICIÊNCIA DO HORMÔNIO DE CRESCIMENTO (DGH),** 17
   Israel Diamante Leiderman
   Louise Cominato

4. **BAIXA ESTATURA IDIOPÁTICA (BEI),** 23
   Daniel Servigia Domingos
   Tatiana Fabbri
   Renata Maria de Noronha
   Louise Cominato

5. **CRIANÇA NASCIDA PEQUENA PARA IDADE GESTACIONAL (PIG),** 29
   Jesselina Francisco dos Santos Haber
   Louise Cominato
   Thiago Santos Hirose

6. SÍNDROME DE TURNER, 35

Alcinda Aranha Nigri
Cyntia Watanabe
Mariana Zorron

7. SÍNDROME DE NOONAN, 43

Alexsandra Christianne Malaquias
Alexander Augusto de Lima Jorge

8. SÍNDROME DE PRADER-WILLI, 51

Ruth Rocha Franco
Simone Sakura Ito

9. PACIENTES COM DOENÇA RENAL CRÔNICA, 57

Olberes Vitor Braga de Andrade
Laura de Freitas Pires Cudizio
Matheus Alves Alvares

10. USO DE rhGH OU DE HORMÔNIO DO CRESCIMENTO HUMANO RECOMBINANTE EM PACIENTES SOBREVIVENTES DE CÂNCER: OS BENEFÍCIOS SUPERAM OS RISCOS?, 67

Angela Maria Spinola e Castro
Adriana Aparecida Siviero Miachon

11. ABORDAGEM NA FASE DE TRANSIÇÃO, 73

Valesca Mansur Kuba
Louise Cominato

12. USO ABUSIVO DO GH E GRUPOS DE RISCO, 81

Albertina Gomes Rodrigues
Beatriz Semer
Mário Roberto Hirschheimer

13. DIREITO DOS CIDADÃOS AO TRATAMENTO COM SOMATROPINA/HORMÔNIO DE CRESCIMENTO HUMANO RECOMBINANTE (rhGH), 89

Claudio Barsanti
Mário Roberto Hirschheimer

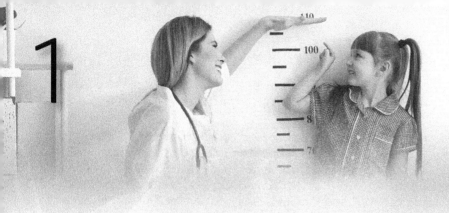

Avaliação do Crescimento

Mario Roberto Hirschheimer | Louise Cominato

Introdução

A avaliação do crescimento é importante para:[1]
- Acompanhar a normalidade do crescimento.
- Diagnosticar os desvios do crescimento.
- Promover a estimulação e a intervenção precoce.
- Impedir progressos de agravos já instalados.
- Garantir o pleno desenvolvimento da criança.

Avaliação antropométrica[1]

As medidas antropométricas devem ser tomadas de modo sequencial e colocadas nas curvas apropriadas para que se possam identificar anormalidades no crescimento. A estatura-alvo familiar calculada (plotada no fim do gráfico da estatura), com a variação de ± 6,5 cm, para que se acompanhe o canal de crescimento do potencial genético de cada criança.

Cálculo da estatura-alvo familiar

$$\text{Meninos} = \frac{(\text{Altura da mãe} + 13) + \text{Altura do pai}}{2} \pm 6{,}5$$

$$\text{Meninas} = \frac{\text{Altura da mãe} + (\text{Altura do pai} - 13)}{2} \pm 6{,}5$$

Peso, Estatura, Índice de Massa Corpórea e Velocidade de Crescimento

Comprimento é medida da estatura do paciente na posição horizontal, para crianças até 3 anos de idade, e altura é a medida da estatura com o paciente na posição vertical.

As curvas de crescimento recomendadas pela Sociedade Brasileira de Pediatria, pelo Ministério da Saúde do Brasil e pela Organização Mundial da Saúde (OMS), disponibilizadas em escore Z (desvios-padrão em relação à média) e/ou em percentil (posição em relação ao resto da distribuição de dados), podem ser encontradas no site: https://www.sbp.com.br/departamentos-cientificos/endocrinologia/graficos-de--crescimento/.

O WHO Anthro e o WHO Anthro Plus são aplicativos desenvolvidos pela OMS para facilitar a aplicação das curvas de referência de crescimento para crianças de 0 a 5 anos (Anthro) e de 5 a 19 anos (Anthro Plus), disponíveis gratuitamente no site da OMS e podem ser instalados com sistema operacional Windows.[2]

Cálculo do IMC (para avaliação do estado nutricional):

$$IMC = \frac{Peso\ (Kg)}{Altura^2\ (m)}$$

Além das curvas-padrão da OMS, existem também gráficos para populações especiais como os do Centros de Prevenção e Controle de Doenças dos Estados Unidos (CDC) e do Brasil para síndrome de Down, uma curva para os portadores da síndrome de Turner e as destinadas a prematuros, como as de Fenton e de InterGrowth.

Os recém-nascidos de muito baixo peso (< 1.500 g) devem ser acompanhados nessas curvas de crescimento intrauterino até atingir 40 semanas de idade gestacional corrigida. A partir de 40 semanas de idade gestacional corrigida, utiliza-se a curva-padrão da OMS, descontando da idade cronológica as semanas que faltaram para a idade gestacional atingir 40 semanas. Utilizar essa correção até a criança prematura completar 3 anos de idade.[1]

Cálculo da velocidade de crescimento (em cm/ano):

$$VC = \frac{altura\ atual - altura\ anterior}{n^{\underline{o}}\ dias\ entre\ as\ duas\ medidas} \times 365$$

Perímetro Abdominal (na Presença de Sobrepeso e Obesidade)

Com o paciente em pé e o abdome desnudo, peso distribuídos em ambos os pés que devem estar afastados, obter a circunferência no ponto médio entre o ilíaco e arco costela (se houver dificuldade, em caso de indivíduos portadores de obesidade, obter a circunferência no nível da cicatriz umbilical). Evitar "abraçar" o paciente durante a medida e realizar a leitura ao fim da expiração normal (não forçada).

A relação circunferência:abdominal/estatura (CA/E) é considerada adequada menor ou igual a 0,5, e considerada, quando alterada, risco de adiposidade central (Tabela 1.1).

Tabela 1.1 – Distribuição em percentis da circunferência abdominal segundo raça, gênero e idade

Idade (anos)	Brancos				Negros			
	Meninos Percentil		Meninas Percentil		Meninos Percentil		Meninas Percentil	
	50	90	50	90	50	90	50	90
5	52	59	51	57	52	56	52	56
6	54	61	53	60	54	60	53	59
7	55	61	54	64	56	61	56	67
8	59	75	58	73	58	67	58	65
9	62	77	60	73	60	74	61	78
10	64	88	63	75	64	79	62	79
11	68	90	66	83	64	79	67	87
12	70	89	67	83	68	87	67	84
13	77	95	69	94	68	87	67	81
14	73	99	69	96	72	85	68	92
15	73	99	69	88	72	81	72	85
16	77	97	68	93	75	91	75	90
17	79	90	66	86	78	101	71	105

Fonte: Freedman, et al.; 1999.

IDADE ÓSSEA

Utilizada quando a estatura é inferior ao percentil 5 ou superior ao percentil 95 ou está em desacordo com a variação de percentil da estatura alvo familiar.

É importante para diferenciar a baixa estatura (idade óssea adequada para a idade cronológica) do atraso de crescimento (idade óssea atrasada em relação à idade cronológica), embora baixa estatura e atraso de crescimento não sejam excludentes entre si.

ESTADIAMENTO PUBERAL

É igualmente importante acompanhar a evolução da puberdade:

- O primeiro sinal puberal no menino é o crescimento testicular, que já pode se iniciar a partir dos 9 anos, quando o testículo atinge 4 cm³. Na menina, o primeiro sinal puberal é o aparecimento do broto mamário que já pode se iniciar a partir dos 8 anos. A menarca deve ocorrer de 2 a 2,5 anos após o aparecimento dos primeiros sinais de puberdade. O acompanhamento dos adolescentes se dá pelo estadiamento, segundo os critérios de Tanner para mama, pelo genital masculino e pela pilificação pubiana.

Estadiamento da puberdade, segundo critérios de Tanner[4]

Genitais (sexo masculino)

G1 Pênis, testículos e escroto de tamanho e proporções infantis.

G2 Aumento inicial do volume testicular (> 4 mL). A pele escrotal muda de textura e torna-se avermelhada. Aumento do pênis mínimo ou ausente.

G3 Crescimento peniano, principalmente em comprimento. Maior crescimento dos testículos e escroto.

G4 Continua o crescimento peniano, agora principalmente em diâmetro, e com maior desenvolvimento da glande. Maior crescimento dos testículos e do escroto, cuja pele se torna mais pigmentada.

G5 Desenvolvimento completo da genitália, que assume tamanho e forma adulta.

Mamas (sexo feminino)

M1 Mama infantil, com elevação somente da papila.

M2 Broto mamário: aumento inicial da glândula mamária, com elevação da aréola e papila, formando uma pequena saliência. Aumenta o diâmetro da aréola, e modifica-se sua textura.

M3 Maior aumento da mama e da aréola, mas sem separação de seus contornos.

M4 Maior crescimento da mama e da aréola, sendo que agora forma uma segunda saliência acima do contorno da mama.

M5 Mamas com aspecto adulto. O contorno areolar é novamente incorporado ao contorno da mama.

Pelos pubianos (ambos os sexos)

P1 Ausência de pelos pubianos. Pode haver uma leve penugem semelhante à observada na parede abdominal.

P2 Aparecimento de pelos longos e finos, levemente pigmentados, lisos ou pouco encaracolados, principalmente na base do pênis (ou ao longo dos grandes lábios).

P3 Maior quantidade de pelos, agora mais grossos, escuros e encaracolados, espalhando-se esparsamente pela sínfise púbica.

P4 Pelos do tipo adulto, cobrindo mais densamente a região púbica, mas ainda sem atingir a face interna das coxas.

P5 Pilosidade pubiana igual à do adulto, em quantidade e distribuição, invadindo a face interna das coxas.

P6 Extensão dos pelos para cima da região púbica.

VOLUME TESTICULAR (SEXO MASCULINO)

Variações são muito amplas. Volume testicular não pode servir para definir o estágio de maturação sexual isoladamente. O volume testicular médio no início da puberdade nos meninos é de 4 mL em G2, 9 mL em G3, 16 mL em G4 e de 20 mL em G5, embora testículos adultos podem ter entre 12 e 30 mL.

Volume testicular inferior a 4 mL de volume (< 2,5 cm no maior diâmetro), após os 14 anos de idade, levanta a suspeita de atraso puberal.

Volume testicular de 12 mL (atingido em média dos 13 aos 14 anos, à época da velocidade máxima de crescimento) é considerado o volume mínimo compatível com a fertilidade, comparável à menarca como uma referência na maturidade sexual masculina.

Pode-se utilizar um orquidômetro (como o de Prader) ou medir os dois eixos do testículo com uma régua ou com um paquímetro (o mesmo utilizado para medir pregas cutâneas) e calcular o volume pela fórmula:

$$V = 0{,}523 \times L \times T^2$$

(sendo: V = volume, L = diâmetro longitudinal, T = diâmetro transversal).

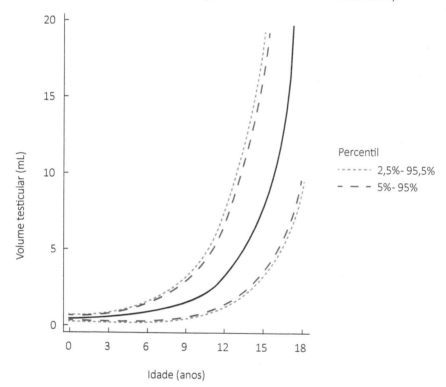

Figura 1.1 – Curva da evolução do volume testicular com a idade em percentil.
Fonte: Liu, et al., 2021.

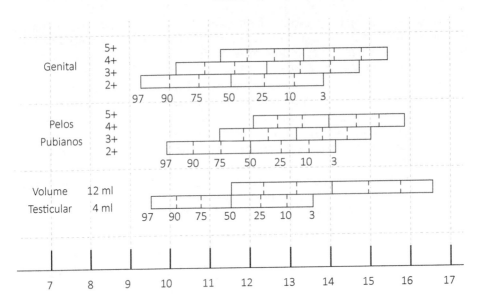

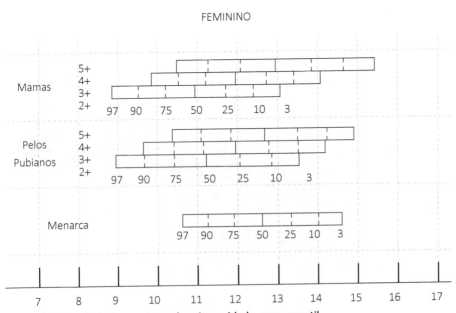

Figura 1.2 – Sequência de eventos puberais por idade, em percentil
Fonte: Tanner, Whitehouse; 1976.

PROPORÇÕES CORPORAIS (RELAÇÃO ENTRE A ALTURA SENTADA E A ALTURA EM PÉ)[7]

Importante para o diagnóstico de baixa estatura desproporcional e outras síndromes dismórficas.

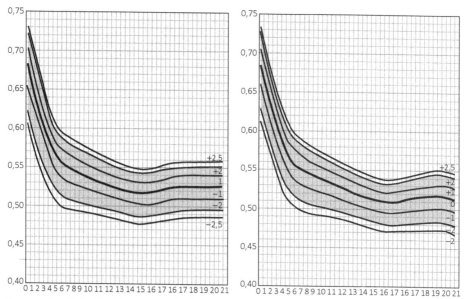

Figura 1.3 – Relação altura sentada:altura em pé, por idade, indicando as linhas escore Z ⁺1, ⁺2 e ⁺2,5.
Fonte: Fredriks, et al.; 2005.

CONDUTA INICIAL PARA A CRIANÇA QUE NÃO CRESCE ADEQUADAMENTE

A baixa estatura é definida como qualquer medida de altura menor ou igual ao escore Z -2 e/ou inferior ao percentil 3 para a idade e o sexo. Embora pacientes que se situam abaixo desses parâmetros possam ser considerados normais, é mais provável encontrar neles algum problema. A velocidade de crescimento é o dado de maior sensibilidade.[1]

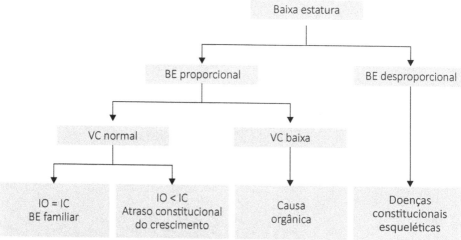

Figura 1.4 – Algoritmo diagnóstico das variantes de baixa estatura.
BE: baixa estatura; IC: idade cronológica; IO: idade óssea; VC: velocidade de crescimento; proporcional, se relação altura sentada:altura em pé for adequada para idade cronológica.
Fonte: Kassar, 2022.[1]

A baixa estatura deve ser investigada quando:[1]

- a história e/ou o exame físico orientam para suspeita de doenças;
- houver queda da velocidade de crescimento, mesmo antes de chegar à baixa estatura;
- o canal de crescimento não estiver de acordo com a estatura-alvo familiar;
- houver queda de percentil (ou escore Z) na curva de crescimento.

REFERÊNCIAS

1. Kassar SB. Vigilância do crescimento. In: Sociedade Brasileira de Pediatria, Campos Jr D, Burns DAR, Lopez FA (coord.). Tratado de pediatria / organização Sociedade Brasileira de Pediatria. 5. ed. Barueri: Manole, 2022. p. 87-90.

2. Departamento Científico de Nutrologia da Sociedade Brasileira de Pediatria. Avaliação do cresci-mento infantil – entendendo o WHO Anthro e o WHO Anthro Plus. Guia Prático de Atualização, 6 ago 2019.

3. Freedman DS, Serdula MK, Srinivasan SR, Berenson GS. Relation of circumferences and skinfold thicknesses to lipid and insulin concentrations in children and adolescents: the Bogalusa Heart Study. Am J Clin Nutr. 1999;69:308-17.

4. Tanner JM. Growth and maturation during adolescence. Nutr Rev. 1981; 39(2):43-55.

5. Liu C, Liu X, Zhang X, Yang B, Huang L, Wang H and Yu H (2021) Referential values of testicular volume measured by ultrasonography in normal children and adolescents: Z-score establishment. Front. Pediatr. 2021;9:1-9.

6. Tanner JM, Whitehouse RH. Clinical longitudinal standards for height, weight, height velocity, weight velocity and stages of puberty. Archives of Disease in Childhood, 1976;51:170-179.

7. Fredriks AM, van Buuren S, van Heel WJM, et.al. Nationwide age references for sitting height, leg length, and sitting height/height ratio, and their diagnostic value for disproportionate growth disor-ders. Arch Dis Child, 2005;90(8):807-12.

2

Hormônio de Crescimento Recombinante Humano: o Que Saber Antes de Prescrever

Guido de Paula Colares Neto | Nara Michelle de Araújo Evangelista

INTRODUÇÃO

Por mais de três décadas, a somatropina, também conhecida como hormônio de crescimento recombinante humano (rhGH - do inglês, *recombinant human Growth Hormone*), tem sido empregada como terapêutica de reposição em condições médicas que cursam com déficit de crescimento tanto em crianças quanto em adultos.

A aprovação inicial do rhGH, datada de 1985, destinava-se ao tratamento de indivíduos com deficiência de hormônio de crescimento. Progressivamente, sua indicação expandiu-se para incluir outras condições associadas à baixa estatura. Dentre estas, destacam-se a doença renal crônica (1995), a síndrome de Turner (1993), a síndrome de Prader-Willi (2000), crianças pequenas para a idade gestacional que não apresentam recuperação espontânea de crescimento, ou "*catch-up*" (2001), a baixa estatura idiopática (2003), a haploinsuficiência do gene *SHOX* (2006), e a síndrome de Noonan (2007).[1-4]

HISTÓRIA

Em 1909, Harvey Cushing postulou a existência de um hormônio de crescimento (GH - do inglês, *Growth Hormone*). Contudo, foi somente nas décadas de 1930 que Evans e colaboradores isolaram o GH hipofisário de bovinos e seres humanos, elucidando seus efeitos estimulantes sobre o crescimento. A estrutura primária do GH, composta por 191 aminoácidos e duas pontes dissulfeto, foi descrita por Li. Posteriormente, Knobil e Greep demonstraram a especificidade do GH para diferentes espécies.[3,5,6]

A era de 1950 a 1960 testemunhou uma otimização na purificação do GH, com a utilização bem-sucedida do hormônio derivado de hipófises humanas cadavéricas (pit-hGH - do inglês, *Pituitary growth hormone from human cadavers*).

No entanto, a produção enfrentava limitações significativas devido ao alto custo e à intensa mão de obra necessária.[3,5,6]

Em 1979, o gene responsável pela codificação do GH foi clonado e, subsequentemente, na década de 1980, o desenvolvimento de GH por meio da tecnologia de DNA recombinante (rhGH) mitigou as restrições de produção quantitativa e os riscos à saúde associados, como a doença de Creutzfeldt-Jakob, relacionada ao uso de pit-hGH proveniente de tecidos contaminados. A primeira versão do rhGH a ser disponibilizada foi a protropina (meta-rhGH), caracterizada por um peso molecular de 22 kDa e 192 aminoácidos, decorrentes da adição de uma metionina na extremidade aminoterminal para viabilizar a biossíntese pela *Escherichia coli*. No entanto, essa forma de rhGH foi associada ao desenvolvimento de anticorpos.[5-9]

Nos dias atuais, todas as formas de rhGH empregadas (conforme apresentado no Quadro 1) possuem uma estrutura primária análoga ao GH endógeno, com uma significativa redução das reações adversas clinicamente relevantes mediadas por anticorpos.[3,7]

CARACTERÍSTICA E MECANISMO DE AÇÃO

O rhGH é um polipeptídeo constituído por 191 aminoácidos e possui um peso molecular de 22 kDa. Sua estrutura é caracterizada por quatro alfa-hélices, um núcleo central hidrofóbico e duas pontes de dissulfeto.[8,10]

Ao se ligar ao seu receptor de membrana específico, o receptor de hormônio de crescimento (GHR - do inglês, *Growth Hormone Receptor*), o rhGH ativa a tirosina quinase JAK2 (*Janus kinase 2*) da família JAK. Isso, por sua vez, estimula os transdutores de sinal e ativadores de transcrição citoplasmáticos (STAT - do inglês, *Signal Transducer and Activator of Transcription*), em particular o STAT5b. O STAT5b migra para o núcleo, onde induz a transcrição de genes que desempenham papéis cruciais no crescimento e no metabolismo.[3,4,10]

O rhGH atua em diversos tecidos, como a placa de crescimento, onde exerce efeitos diretos e também indiretos, mediados pelo fator de crescimento semelhante à insulina 1 (IGF-1 - do inglês, *Insulin-like Growth Factor 1*). Este último é predominantemente produzido pelo fígado e, para aumentar sua meia-vida e modular suas ações, forma um complexo ternário com as proteínas transportadoras IGFBP-3 (*Insulin-like Growth Factor Binding Protein 3*) e a subunidade de proteína ácido-lábil, assegurando a estabilidade do complexo.[4,8,10]

A ação principal do rhGH é acelerar a taxa de crescimento por meio da proliferação e hipertrofia dos condrócitos, resultando no alongamento da placa epifisária e na ossificação endocondral. Adicionalmente, o rhGH desempenha efeitos metabólicos significativos, como o aumento da massa muscular, promovido pela retenção de nitrogênio e elevação da síntese proteica, bem como a diminuição da massa adiposa, que ocorre devido ao aumento da resistência à insulina e à subsequente lipólise.[2,3,8]

OBJETIVO

O tratamento com rhGH visa normalizar a estatura do paciente em relação à idade, sexo e estágio puberal, harmonizando-a com a estatura média da população e a estatura-alvo familiar calculada. Outros objetivos importantes incluem a melhoria da composição corpórea e da qualidade de vida. Estes alvos terapêuticos são geralmente alcançados por meio da individualização das doses do rhGH, ajustando-as de acordo com a velocidade de crescimento do paciente e regulando os níveis de IGF-1 para se aproximarem da média correspondente à idade e sexo do indivíduo.[3,8]

DOSAGEM

para a obtenção de resultados ótimos, o início do tratamento com rhGH deve ser o mais precoce possível, idealmente no período pré-puberal, para maximizar o potencial de atingir a estatura final adequada ao canal familiar do paciente. A administração do rhGH é realizada diariamente por via subcutânea, com frequência de 6 a 7 vezes por semana. As doses variam conforme a condição clínica específica do paciente, detalhadas em outros capítulos deste manual. Recomenda-se a aplicação noturna do rhGH para simular o ritmo fisiológico de secreção do hormônio. Entretanto, não existem evidências conclusivas que confirmem a superioridade desta prática em comparação com outros horários de administração.[2,4,10,11]

DILUIÇÃO

Diversas apresentações de rhGH exigem que o pó da medicação seja misturado a um diluente antes da aplicação. Outras, por sua vez, já vêm pré-misturadas. No Brasil, o rhGH disponibilizado pelo Ministério da Saúde, conforme especificado pelos Protocolos Clínicos e Diretrizes Terapêuticas – PCDT (disponíveis em http://antigo-conitec.saude.gov.br/index.php/protocolos-e-diretrizes), requer que o pó seja reconstituído com um diluente apropriado e aplicado utilizando seringas.[12]

Erros no processo de reconstituição do rhGH antes da aplicação tendem a ocorrer com maior frequência entre pacientes que têm um entendimento limitado do tratamento. Portanto, é essencial que haja uma orientação clara e contínua sobre o uso adequado do medicamento durante as consultas médicas, a fim de minimizar o risco de erro e garantir a eficácia do tratamento.[12]

APLICAÇÃO

Na década de 1960, as primeiras administrações de GH eram realizadas por injeções intramusculares, duas a três vezes por semana. Contudo, a evolução das práticas terapêuticas na década de 1980 introduziu as aplicações diárias por via subcutânea, executadas pelo próprio paciente ou por cuidadores. Essa mudança contribuiu significativamente para uma melhor resposta ao tratamento, sobretudo devido à minimização da dor local.[6,11,12]

Os dispositivos utilizados para a aplicação do rhGH evoluíram das seringas convencionais e canetas de injeção para injetores eletrônicos e sistemas de injeção sem agulhas, embora estes últimos ainda não estejam disponíveis no Brasil.[6,10,12]

As canetas para aplicação possuem um sistema de dosagem ajustável com graduação lateral, permitindo a seleção e administração da dose através de um botão injetor. Estes dispositivos, especialmente os que dispensam a diluição prévia, são reconhecidamente mais simples de manusear do que as seringas convencionais. A facilidade de uso promove a autoaplicação por parte dos pacientes, o que é um fator importante para a adesão ao tratamento.[6,10-12]

Ademais, para pacientes com fobia ou ansiedade relacionada ao uso de agulhas, há disponíveis recursos como capas protetoras que ocultam a agulha durante a inserção, e dispositivos com sistemas de inserção automática, capazes de reduzir a dor no local da aplicação.[11,12]

É imperativo ressaltar que a técnica correta de aplicação subcutânea é um componente crucial para a eficácia do tratamento. Os locais recomendados para a injeção incluem a região lateral do abdome, as áreas frontal e lateral externa das coxas, a região posterior do braço e a parte superior externa das nádegas. A alternância entre os pontos de aplicação é fundamental para prevenir lipodistrofias, que podem comprometer a absorção e eficácia do medicamento.[10-12]

CONSERVAÇÃO

O rhGH deve ser armazenado sob refrigeração, com temperaturas mantidas entre 2°C e 8°C, seja em embalagem fechada ou após a abertura. Algumas formulações do rhGH, conforme especificado no Quadro 2.1, podem ser conservadas em temperaturas de até 30°C após serem abertas.

Quadro 2.1 – Formulações de rhGH disponíveis no Brasil e seus dispositivos

Fabricante	Nome comercial	Preparação com ação prolongada	Injeção em um passo	Uso em canetas	Uso apenas em seringas	Sem necessidade de reconstituição	Dispositivos que escondem a agulha	Medida de aderência	Descartável	Flexibilidade de armazenamento	Livre de agulha	Autoaplicador eletrônico
Bergamo	Hormotrop®				X							
Cristália	Criscy®				X							
Merck Serono	Saizen® Easypod		X			X	X	X				X
Merck Serono	Saizen® Aluetta		X	X		X						
Novo Nordisk	Norditropin®		X	X		X	X		X	X		
Novo Nordisk	Sogroya® (Somapacitana)	X		X		X			X			
Pfizer	Genotropin®			X			X		X			
Pfizer	Genryzon® (Somatrogona)	X		X		X			X			
Sandoz	Omnitrope®		X	X		X	X					

Fonte: Adaptado de Rohrer et al., 2017.[12]

É imperativo evitar o congelamento do rhGH. A vida útil do produto após a abertura é geralmente de 28 dias, contudo, é essencial atentar-se às instruções específicas de cada fabricante quanto ao armazenamento e prazo de validade.[4,12]

MONITORAÇÃO DO TRATAMENTO

a eficácia do tratamento com rhGH está intrinsecamente ligada a fatores relacionados ao regime terapêutico — como idade de início, adesão ao tratamento, dosagem empregada, metabólitos induzidos e metodologia de aplicação — e a atributos do paciente, incluindo idade, sexo, condição clínica, composição genética, existência de comorbidades, nível de maturação esquelética, sensibilidade individual ao rhGH e eventuais terapias concomitantes.[2,3,11,13]

Um incremento mínimo de 0,4 no desvio-padrão do escore Z de estatura é considerado uma resposta satisfatória ao rhGH, particularmente durante o primeiro ano de tratamento. A personalização do tratamento com rhGH, realizada mediante ajustes de dose a cada três a seis meses, é crucial para atenuar discrepâncias na resposta à medicação e prevenir tanto o tratamento insuficiente quanto o excessivo. Esses ajustes devem ser fundamentados em preditores clínicos como a velocidade de crescimento, elevação do escore Z de estatura, manutenção dos níveis séricos de IGF-1 compatíveis com a média etária e sexual e a monitoração de efeitos colaterais.[3,4,10,11]

Ademais, a resposta variável ao rhGH tem um caráter poligênico e pode ser afetada por variações genéticas que influenciam sua modulação. Exemplos notáveis incluem a deleção do éxon 3 no gene *GHR* e a homozigose para o alelo IGFBP-3 – 202 A, ambos associados a uma resposta amplificada ao rhGH no primeiro ano de terapia.[2,13]

A interrupção do tratamento com rhGH é recomendada quando se observa uma velocidade de crescimento inferior a 2 cm por ano ou quando a idade óssea atinge ou ultrapassa 15 anos em indivíduos do sexo feminino e 16 anos em indivíduos do sexo masculino.[10,14]

SEGURANÇA

Estudos de longo prazo para avaliar a segurança e os efeitos adversos do rhGH foram conduzidos por aproximadamente mais de 25 anos. Estes estudos envolveram registros de diversos países e contribuições da indústria farmacêutica, como é o caso do *National Cooperative Growth Study* (NCGS) e do *Kabi International Growth Study* (KIGS). A iniciativa *Safety and Appropriateness of Growth hormone treatments in Europe* (SAGhE), que conta com a participação de oito países europeus, avaliou a eficácia do rhGH em termos de estatura, qualidade de vida e impacto na morbimortalidade em cerca de 24.000 jovens adultos que receberam rhGH durante a infância e adolescência.[1,2,8,15]

O tratamento com rhGH é considerado seguro; contudo, a monitoração contínua para detecção de efeitos adversos é imperativa. Problemas como cefaleia, hipertensão intracraniana idiopática (*pseudotumor cerebri*) e aumento da pressão intraocular por retenção de sódio e água necessitam de atenção. Alterações como resistência insulínica e variações na tolerância à glicose também podem ocorrer, embora sua relevância clínica seja geralmente baixa. Além disso, episódios como epifisiólise da cabeça do fêmur e exacerbamento de escoliose preexistente podem resultar tanto do efeito do rhGH quanto do incremento na velocidade de crescimento provocado pela medicação.[3,4,8,10,16]

Em adultos, sintomas como síndrome do túnel do carpo, edema e artralgia são mais comuns após o tratamento com rhGH. Ocorrências menos frequentes incluem pancreatite, ginecomastia transitória e alterações em nevus, como aumento e pigmentação sem transformação maligna. Interessantemente, a prevalência de efeitos colaterais tende a se correlacionar mais estreitamente com a patologia subjacente do que com o uso do rhGH, sendo menos comum em indivíduos com baixa estatura idiopática e mais frequente em pacientes com craniofaringioma ou síndrome de Prader-Willi.[2,3,8]

Por fim, o risco de desenvolvimento de neoplasias novas ou recorrência de condições oncológicas preexistentes, como leucemia linfoide aguda, bem como a mortalidade cardiovascular, não demonstraram aumento significativo associado ao uso do rhGH. Parece que a morbimortalidade está mais atrelada à condição de base do paciente tratado. Em pacientes com síndromes genéticas que têm associação com malignidades, o rhGH apresenta contraindicação relativa, devendo seu uso ser cuidadosamente individualizado.[2,3,8,9,15-18]

PREPARAÇÕES COM AÇÃO PROLONGADA

As formulações de hormônio de crescimento de ação prolongada (LAGH, do inglês, *Long-Acting Growth Hormone*), que mantêm seus efeitos por períodos de uma a duas semanas ou mesmo mensais, representam um avanço promissor na redução de problemas de aderência ao tratamento e na potencial melhoria da estatura final dos pacientes. Para estender a duração de ação do GH, várias técnicas estão sendo exploradas, tais como encapsulamento do hormônio em microesferas biodegradáveis, conjugação com polietilenoglicóis, associação não covalente com albumina e fusão do GH a diferentes proteínas.[5,16,19,20-22]

Acredita-se que essas novas formulações possam ser aplicáveis a todas as indicações já aprovadas para a terapia convencional com rhGH, mas, até o momento, a indicação das preparações com ação semanal (somapacitana e somatrogona), está limitada à deficiência de GH.[5,16,19,20-22]

CONCLUSÃO

As pesquisas e desenvolvimentos relacionados ao hormônio de crescimento recombinante humano (rhGH) ao longo das últimas décadas enriqueceram significativamente nossa compreensão de seus benefícios e perfil de segurança em uma variedade de contextos clínicos. Apesar dos progressos alcançados, a indicação do rhGH requer uma abordagem prudente, enfatizando a importância da monitoração cuidadosa da resposta terapêutica e da vigilância atenta para a identificação de eventuais efeitos adversos.

REFERÊNCIAS

1. SHALET, S. 60 years on growth hormone inches its way to safety. _Lancet Diabetes Endocrinol._ 2020;8(8):651-652. ISSN 2213-8595. Disponível em: https://www.ncbi.nlm.nih.gov/pubmed/32707104.

2. RICHMOND, E.; ROGOL, A.D. Treatment of growth hormone deficiency in children, adolescents and at the transitional age. _Best Pract Res Clin Endocrinol Metab._ 2016;30(6):749-755. ISSN 1878-1594. Disponível em: https://www.ncbi.nlm.nih.gov/pubmed/27974188.

3. RANKE, M.B.; WIY, J.M. Growth hormone - past, present and future. _Nat Rev Endocrinol._ 2018;14(5):285-300. ISSN 1759-5037. Disponível em: https://www.ncbi.nlm.nih.gov/pubmed/29546874.

4. FRANKLIN, S.L.; GEFFNER, M.E. Growth hormone: the expansion of available products and indications. _Pediatr Clin North Am._ 2011;58(5):1141-65. ISSN 1557-8240. Disponível em: https://www.ncbi.nlm.nih.gov/pubmed/21981953.

5. GRABER, E.; REITER, E.O.; ROGOL, A.D. Human growth and growth hormone: from antiquity to the recombinant age to the future. _Front Endocrinol (Lausanne)._ 2021;12:709936. ISSN 1664-2392. Disponível em: https://www.ncbi.nlm.nih.gov/pubmed/34290673.

6. SAENGER, P. Ten years of biosimilar recombinant human growth hormone in Europe. _Drug Des Devel Ther._ 2017;11:1505-1507. ISSN 1177-8881. Disponível em: https://www.ncbi.nlm.nih.gov/pubmed/28553081.

7. REH, C.S.; GEFFNER, M.E. Somatotropin in the treatment of growth hormone deficiency and Turner syndrome in pediatric patients: a review. _Clin Pharmacol._ 2010;2:111-22. ISSN 1179-1438. Disponível em: https://www.ncbi.nlm.nih.gov/pubmed/22291494.

8. TIDBLAD, A. The history, physiology and treatment safety of growth hormone. _Acta Paediatr._ 2022;111(2):215-224. ISSN 1651-2227. Disponível em: https://www.ncbi.nlm.nih.gov/pubmed/34028879.

9. CIANFARANI, S. Safety of pediatric rhGH therapy: An overview and the need for long-term surveillance. _Front Endocrinol (Lausanne)._ 2021;12:811846. ISSN 1664-2392. Disponível em: https://www.ncbi.nlm.nih.gov/pubmed/35002983.

10. HAGE, C. et al. Advances in differential diagnosis and management of growth hormone deficiency in children. _Nat Rev Endocrinol._ 2021;17(10):608-624. ISSN 1759-5037. Disponível em: https://www.ncbi.nlm.nih.gov/pubmed/34417587.

11. RANKE, M.B. Short and long-term effects of growth hormone in children and adolescents with GH deficiency. _Front Endocrinol (Lausanne)._ 2021;12:720419. ISSN 1664-2392. Disponível em: https://www.ncbi.nlm.nih.gov/pubmed/34539573.

12. ROHRER, T.R.; HORIKAWA, R.; KAPPELGAARD, A.M. Growth hormone delivery devices: current features and potential for enhanced treatment adherence. _Expert Opin Drug Deliv._ 2017;14(11):1253-1264. ISSN 1744-7593. Disponível em: https://www.ncbi.nlm.nih.gov/pubmed/27718757.

13. STEVENS, A. et al. Pharmacogenomics applied to recombinant human growth hormone responses in children with short stature. _Rev Endocr Metab Disord._ 2021;22(1):135-143. ISSN 1573-2606. Disponível em: https://www.ncbi.nlm.nih.gov/pubmed/33712998.

14. TAVARES, A.B.W.; COLLETT-SOLBERG, P.F. Growth hormone deficiency and the transition from pediatric to adult care. J Pediatr (Rio J)., v. 97, n. 6, p. 595-602, 2021. Disponível em: https://www.ncbi.nlm.nih.gov/pubmed/33773961.

15. SÄVENDAHL, L. et al. Long-term mortality after childhood growth hormone treatment: the SAGhE cohort study. Lancet Diabetes Endocrinol., v. 8, n. 8, p. 683-692, ago. 2020. Disponível em: https://www.ncbi.nlm.nih.gov/pubmed/32707116.

16. BOGUSZEWSKI, M.C.S. et al. Safety of growth hormone replacement in survivors of cancer and intracranial and pituitary tumours: a consensus statement. Eur J Endocrinol., v. 186, n. 6, p. 35-52, 2022. Disponível em: https://www.ncbi.nlm.nih.gov/pubmed/35319491.

17. RAMAN, S. et al. Risk of neoplasia in pediatric patients receiving growth hormone therapy--a report from the Pediatric Endocrine Society Drug and Therapeutics Committee. J Clin Endocrinol Metab., v. 100, n. 6, p. 2192-203, jun. 2015. Disponível em: https://www.ncbi.nlm.nih.gov/pubmed/25839904.

18. POLLOCK, N.I.; COHEN, L.E. Growth hormone deficiency and treatment in childhood cancer survivors. Front Endocrinol (Lausanne)., v. 12, 745932, 2021. Disponível em: https://www.ncbi.nlm.nih.gov/pubmed/34745010.

19. LAL, R.A.; HOFFMAN, A.R. Perspectives on long-acting growth hormone therapy in children and adults. Arch Endocrinol Metab., v. 63, n. 6, p. 601-607, 2019. Disponível em: https://www.ncbi.nlm.nih.gov/pubmed/31939485.

20. PAMPANINI, V. et al. Long-acting growth hormone preparations and their use in children with growth hormone deficiency. Horm Res Paediatr., fev. 2022. Disponível em: https://www.ncbi.nlm.nih.gov/pubmed/35220308.

21. MILLER, B.S.; BLAIR, J.; HORIKAWA, R.; LINGLART, A.; YUEN, K.C.J. Developments in the management of growth hormone deficiency: clinical utility of somapacitan. *Drug Des Devel Ther.*, v. 18, p. 291-306, 3 fev. 2024. doi: 10.2147/DDDT.S315172.

22. LOFTUS, J.; QUITMANN, J.; VALLURI, S.R. Health-related quality of life in pre-pubertal children with pediatric growth hormone deficiency: 12-month results from a phase 3 clinical trial of once-weekly somatrogon versus once-daily somatropin. *Curr Med Res Opin.*, v. 40, n. 2, p. 175-184, fev. 2024. doi: 10.1080/03007995.2023.2290623. Epub 24 jan. 2024.

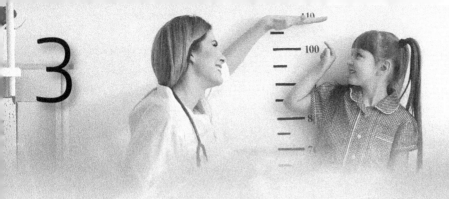

3

Deficiência do Hormônio de Crescimento (DGH)

Israel Diamante Leiderman | Louise Cominato

INTRODUÇÃO

A baixa estatura é uma preocupação frequente nos consultórios de pediatria. É considerada baixa estatura quando a criança apresenta altura inferior a dois desvios padrões (DP), abaixo da média da altura apropriada para a população, conforme o sexo e a idade. Também pode ser definida como altura abaixo do 3º percentil em um gráfico de crescimento, ou menor que escore Z -2, ou uma velocidade de crescimento abaixo do percentil 25.[1,2]

Várias são as causas possíveis associadas à queda na velocidade de crescimento. O diagnóstico precoce, assim como o tratamento adequado, é fundamental para um desenvolvimento adequado.

O hormônio de crescimento (GH, do inglês *Growth Hormone*) é produzido na hipófise anterior, cuja célula produtora é denominada somatotrofo, e sua produção é estimulada através da ação do hormônio hipotalâmico liberador de hormônio do crescimento (GHRH, do inglês *Growth Hormone Releasing Hormone*). A deficiência de GH é a deficiência hipofisária mais comum na criança, porém é rara, ocorrendo na proporção de 1/4.000 nascidos vivos. Essa deficiência hormonal pode ocorrer isoladamente ou associada a outras deficiências hipofisárias.[3,4]

ETIOLOGIA

A deficiência de produção de GH (DGH) pode ocorrer por causas congênitas ou adquiridas:

1. **Congênitas:** Disfunções hipotálamo hipofisárias, defeitos genéticos no eixo somatotrófico, defeitos genéticos na formação da hipófise e

malformação do Sistema Nervoso Central (SNC), como hipoplasia hipofisária, neurohipófise ectópica e displasia septo-óptica.

2. **Adquiridas:** Tumores, irradiação, infecções, traumas/cirurgia de sistema nervoso central, isolada ou associada a outras deficiências hipofisárias.[3,4]

Quadro clínico

A investigação começa com história clínica minuciosa, tentando afastar outras causas de baixa estatura. Histórico neonatal, incluindo peso e estatura de nascimento, e história familiar, (especialmente nos casos congênitos ou associados a outras deficiências) são informações fundamentais. Em geral essas crianças nascem adequadas para idade gestacional e apresentam diminuição da velocidade de crescimento e queda na curva de crescimento após os 2 anos de idade.

Exame físico cuidadoso deve ser realizado, avaliando variações fenotípicas, proporções corpóreas e sinais físicos de outras doenças que possam cursar com baixa estatura. O crescimento é variável durante toda a infância, importante interpretar o crescimento nos diversos períodos, desde o neonatal até o fim da puberdade, auxiliados pelas curvas de crescimento e de velocidade de crescimento.

Os principais fatos na história e no exame físico que podem indicar GHD são:

1. **No recém-nascido (congênito):** hipoglicemia persistente, icterícia prolongada, diminuição do débito cardíaco, micropênis no menino (especialmente se associado a outras deficiências hipofisárias), microcefalia, história de parto traumático, anormalidades de linha média craniofacial.

2. **Na criança (congênito ou adquirido):** baixa velocidade de crescimento, fronte proeminente, acúmulo de gordura troncular, mãos e pés pequenos, história de irradiação craniana, traumatismo craniano ou infecção do sistema nervoso central.[3]

Após o primeiro ano de vida, ocasionalmente antes, observa-se desaceleração do crescimento, afastando a criança de seu alvo genético com progressão de até menos 2 desvios-padrões nas curvas de crescimento.

No exame físico também podem ser observados protuberância frontal, aumento da adiposidade central e hipoplasia facial média.[3-5] Deve-se atentar para outros sinais que possam levar à suspeita de tumores ou de sequelas de seus tratamentos. Na forma isolada de DGH, somente 25 a 30% consegue chegar ao diagnóstico etiológico, sendo o restante classificado como idiopático.[2]

Os critérios para iniciar a investigação de DGH são:

1. Estatura abaixo do percentil 3 ou escore Z-2;

2. Altura mais de 1,5 DP abaixo da estatura alvo familiar;

3. Baixa velocidade de crescimento;

4. Queda sustentada na curva de crescimento (mudança do canal de crescimento);

5. Sinais indicativos de uma lesão intracraniana;

6. Sinais neonatais de deficiência de GH.[3]

DIAGNÓSTICO LABORATORIAL

FATOR DE CRESCIMENTO SEMELHANTE À INSULINA TIPO 1 OU SOMATOMEDINA C (IGF-1)

Utilizado no rastreio da deficiência e excesso de GH, é um peptídeo produzido principalmente pelo fígado, estimulada pelo hormônio do crescimento humano e retardada pela má nutrição. O IGF-1 possui ações autócrinas, parácrinas e endócrinas sobre o metabolismo intermediário, proliferação, crescimento e diferenciação celular.

Sua dosagem é relevante, mas tem valor limitado como triagem, por ter baixa especificidade isoladamente, tendo sua maior utilidade como acompanhamento de tratamento ou investigação de adesão.

PROTEÍNA LIGADORA DO IGF I – TIPO 3 (IGFBP-3)

Usada no estudo das desordens de crescimento, e depende do hormônio de crescimento, útil no estudo da secreção de GH. Assim como o IGF-1, tem maior importância no acompanhamento do uso do hormônio do que no diagnóstico.

GH

A medição de concentrações séricas de GH aleatórias não tem valor clínico, pois a secreção de GH é pulsátil com a maioria dos pulsos de GH ocorrendo durante a noite, com concentrações muito baixas de GH entre os pulsos. Portanto, para diagnóstico de DGH são necessários testes de estímulo ou testes provocativos de secreção de GH usando estímulos fisiológicos ou farmacológicos.[4]

1. **Dosagem de GH basal:** tem utilidade diagnóstica somente no período neonatal e o valor de corte é 7ng/mL; mas esta dosagem única, neste período (<30 dias), associado aos exames de imagem da região hipotálamo-hipofisária, confirmam o diagnóstico. Após esse período, a dosagem aleatória é inútil para o diagnóstico de DGH, sendo necessário teste de estímulo ou provocativo.

2. **Testes provocativos de GH:** dosa-se o GH antes e após estímulo com clonidina, insulina, levodopa, glucagon ou, mais recentemente, macimorelina, conforme protocolos específicos.

Estes testes, apesar de incorporados na rotina diagnóstica há mais de 30 anos, geram discussões das mais diversas, especialmente em relação ao valor de corte para o diagnóstico de DGH. Há controvérsias na literatura sobre o valor de corte: menor que 5 ng/mL, ou menor que 7 ng/mL, ou ainda menor que 10 ng/mL.

Segundo o Protocolo Clínico e Diretrizes Terapêuticas para Deficiência de Hormônio do Crescimento – Hipopituitarismo, do Ministério da Saúde, de 2018, o teste com hipoglicemia insulínica não deve ser realizado em crianças com menos de 20 kg, com história de convulsões ou cardiopatias. Para técnicas como quimioluminescência e imunofluorometria, que utilizam anticorpos monoclonais, o ponto de corte utilizado é uma concentração de GH < 5 ng/mL após o estímulo.[5]

Testes de estímulo com valores entre 5 e 10 ng/mL podem corresponder a deficiência parcial do GH, cuja reposição seria indicada. Por outro lado, teste com resultado menor que 5 ng/mL pode ocorrer em crianças com atraso constitucional do crescimento, que não necessitam do uso de GH. Crianças com obesidade e sobrepeso podem apresentar resultados falso negativos. Diante dessas considerações é importante nos basearmos na clínica: anamnese, exame físico e na velocidade crescimento para auxílio no diagnóstico de deficiência de GH. O consenso internacional publicado em 2016 recomenda fortemente não confiar nos testes provocativos como único critério de deficiência de DGH.[2]

Um único teste associado com auxograma sugestivo e alteração na imagem da região da hipotálamo-hipofisária pode confirmar o diagnóstico, dispensando o segundo teste. Conclusão: testes provocativos normais não afastam o diagnóstico de DGH.[4-6]

A DGH pode estar associada a outras deficiências hipofisárias. Por isso é fundamental checar outras disfunções hipofisárias com os seguintes exames:

Cortisol

- **Dosagens séricas de cortisol e ACTH** pela manhã ou cortisol dosado quando da realização do teste de estímulo com insulina para dosar GH.
- **Dosagem de cortisol na saliva**, quando disponível, proporciona um método de fácil coleta para avaliar a função adrenal. É um exame alternativo e sensível quando comparado às técnicas plasmática e urinária, além de permitir repetidas coletas sem estresse ou espoliação sanguínea.

TSH e T4 livre

Devem ser dosados inicialmente e monitorados durante o tratamento, uma vez que o hipotiroidismo central pode ser mascarado pela deficiência de GH e se manifestar após o início do tratamento com rhGH.

Avaliação diagnóstica de diabetes insípido

Se a avaliação na anamnese sobre aumento de diurese for positiva, sugerindo diabetes insípido, deve-se dosar sódio sérico, osmolaridade sérica e urinária, podendo ser necessário fazer teste específico de restrição hídrica e resposta ao DDAVP. Os pais devem ser alertados se houver aumento da diurese após início do tratamento, pois a deficiência de cortisol também pode mascarar os diabetes insípido.

A copeptina é um glicopeptídeo de 39 aminoácidos, C-terminal do precursor do hormônio antidiurético (HAD), marcador estável e sensível para a libertação de HAD (semelhante ao peptídeo C para insulina). É útil para diagnóstico de diabetes insípido central, a princípio dispensando o teste de privação hídrica e de resposta ao DDAVP. Os valores de referência para crianças com menos de 2 anos não estão estabelecidos e o custo deste exame é elevado!

Testes genéticos

Podem ser úteis para diagnóstico da etiologia da deficiência de GH. Indicados para DGH isolado em mais de um membro da família, deficiências múltiplas ou DGH congênita sem alterações estruturais do SNC. As mais comuns são as alterações genéticas do gene do Pit-1 e do gene do Prop-1.

DIAGNÓSTICO POR IMAGEM

Radiografia de mão e punho esquerdos para avaliar idade óssea:
- É um exame importante, especialmente para o acompanhamento do tratamento do DGH. Ao diagnóstico, pode ser compatível ou estar atrasada em relação à idade cronológica.[4-6,8]

Ressonância magnética de hipófise:
- Exame de escolha para melhor análise da hipófise, promovendo diagnóstico de alterações anatômicas relacionadas a DGH, como neuro-hipófise ectópica, secção de haste hipofisária e hipoplasia da hipófise. Outras malformações mais graves como hipoplasia ou agenesia do quiasma óptico também podem estar associadas a DGH. Alterações da estrutura hipotálamo hipofisária nos alerta para deficiências hormonais múltiplas, mesmo que o diagnóstico atual seja de deficiência isolada. Nestes casos, devemos ficar alerta se a criança sofrer uma doença grave e/ou aguda, pois insuficiência adrenal, hipotireoidismo e diabetes insípidos podem piorar um caso já crítico.[7]

TRATAMENTO

o objetivo do tratamento é proporcionar o crescimento saudável (físico e mental) da criança e atingir o seu alvo genético de crescimento (desde que um dos pais não seja acometido).[2]

O rhGH é o único tratamento disponível para deficiência de GH que deve ser aplicado, por via subcutânea, uma vez ao dia, à noite, antes de dormir. A utilização da dose total semanal, dividida em 6 vezes por semana, gerando um dia de "descanso", aumenta a adesão sem prejuízo à eficácia do tratamento. Quanto mais precoce se inicia, mais eficaz será o tratamento.[2]

A dose preconizada inicialmente é de 0,025 a 0,035 mg/kg/dia (0,075 a 0,1 U/kg/dia), sendo necessários ajustes conforme resposta do paciente. Alguns pacientes necessitam de dose acima da preconizada inicialmente durante o acompanhamento.[2,5]

O endocrinologista infantil deve acompanhar e orientar a dose correta para cada paciente individualmente, pois inúmeros fatores influenciam na resposta da criança ao rhGH, dentre elas: idade de início do tratamento, fase de puberdade, além da resposta individual à dose prescrita. Na puberdade o aumento da dose também deve ser individualizado, podendo chegar até a dose de 0,07 mg/kg/dia ou 0,2 U/kg/dia. Alguns pacientes com DGH, mesmo pré-púberes, podem necessitar de doses entre 0,042 a 0,05 mg/kg/dia (0,13 a 0,5 U/kg/dia), desde que bem monitorados clinicamente e com dosagem do IGF-1.[2,7,9]

REFERÊNCIAS

1. Cohen PA, Rogol CL, Deal P, Saenger EO, Reiter JL, Ross SD, et al. Consensus statement on the diagnosis and treatment of children with idiopathic short stature: a summary of the Growth Hormone Research Society, the Lawson Wilkins Pediatric Endocrine Society, and the European Society for Paediatric Endocrinology Workshop. J Clin Endocrinol Metab. 2008;93:4210-7.

2. Grimberg AS, DiVall C, Polychronakos DB, Allen LE, Cohen JB, Quintos WC, et al. Guidelines for Growth Hormone and insulin-like growth factor-I treatment in children and adolescents: growth hormone deficiency, idiopathic short stature, and primary insulin-like growth factor-I deficiency. Horm Res Paediatr. 2016;86:361-97.

3. Growth Hormone Research Society. Consensus guidelines for the diagnosis and treatment of growth hormone (GH) deficiency in childhood and adolescence: summary statement of the GH Re- search Society. J Clin Endocrinol Metab. 2000;85:3990-3.

4. Murray PG, Dattani PE. Controversies in the diagnosis and management of growth hormone deficiency in childhood and adolescence. Arch Dis Child. 2016;101:96-100.

5. Brazil, Ministério da Saúde, Comissão Nacional de Incorporação de Tecnologias no SUS – CONI- TEC [homepage on the Internet]. Protocolo Clínico e Diretrizes Terapêuticas para Deficiência de Hormônio do Crescimento - Hipopituitarismo [cited 2021 apr 23]. Available from: http://co- nitec.gov.br/images/Relatorios/2018/Recomendacao/Relatorio_PCDT_DeficienciadoHormonio- docrescimento_351.pdf

6. Gabreanu GR. An update on the diagnosis of growth hormone deficiency. Discoveries (Craiova). 2018;6:e82.

7. Otto AP, França MM, Correa FA, Costalonga FE, Leite CC, Mendonça BB, et al. Frequent development of combined pituitary hormone deficiency in patients initially diagnosed as isolated growth hormone deficiency: a long term follow-up of patients from a single center. Pituitary. 2015;18:561- 7.

8. Tauber M. Growth hormone testing in KIGS. In: Ranke MB, Price DA, Reiter EO, editors. Growth hormone therapy in pediatrics: 20 years of KIGS. Basel: Karger; 2007. p. 47-55.

9. Mauras N, Attie KM, Reiter EO, Saenger P, Baptista J. High dose recombinant human growth hormone (GH) treatment of GH-deficient patients in puberty increases near-final height: a random- ized, multicenter trial. Genentech, Inc., Cooperative Study Group. J Clin Endocrinol Metab. 2000;85:3653-60.

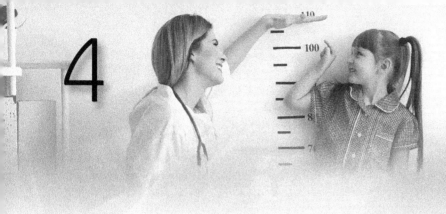

4

Baixa Estatura Idiopática (BEI)

Daniel Servigia Domingos | Tatiana Fabbri | Renata Maria de Noronha | Louise Cominato

Introdução e Definição

A baixa estatura é uma das condições que mais levam pacientes para avaliação com o endocrinopediatra, sem causa identificada em 50% a 90% dos casos.[1]

Baixa estatura idiopática (BEI) é definida pela presença de estatura abaixo de dois desvios padrões (DP) da média para idade e sexo, em criança nascida com peso e estatura adequados para idade gestacional, proporções corporais normais e sem evidência de anormalidades endócrinas, nutricionais, cromossômicas, bem como doenças crônicas ou de repetição. Ou seja, todas as outras causas de baixa estatura devem ser afastadas para um paciente ser diagnosticado com BEI.[1-6]

A baixa estatura é uma condição multifatorial regulada por fatores genéticos, epigenéticos e ambientais. Os avanços tecnológicos e a melhora dos testes genéticos, na avaliação de pacientes com BE, têm acrescentado conhecimento sobre eventuais causas de BE em indivíduos anteriormente classificados como BEI. Atualmente, a utilização dessas ferramentas tem possibilitado identificação de uma causa genética em 25% a 40% dos casos, que anteriormente teriam sido considerados BEI.[7]

Indivíduos com BEI não são deficientes de hormônio de crescimento (GH), alguns podem apresentar concentrações circulantes discretamente menores de IGF-1 (Fator de crescimento semelhante à insulina tipo 1) e apresentam respostas normais aos testes de estímulo de GH.[9,10]

O teste molecular deverá ser mais uma ferramenta importante para direcionar o tratamento e oferecer aconselhamento genético na BEI. Acredita-se que, num futuro próximo, saibamos, por meio desses testes, qual será a resposta desse paciente ao tratamento medicamentoso.

Já se há descritas mutações em mais de 700 genes causadoras de falha de crescimento. Defeitos genéticos específicos têm sido associados à BEI, como:

- Genes reguladores da placa de crescimento, pois, para que os ossos cresçam, é necessário que haja um processo de ossificação endocondral na cartilagem de crescimento. Falhas em qualquer um dos principais genes reguladores dessa estrutura, como SHOX, NPR2, NPPC, ACAN, IHH, FGFR3 e NPR2, podem causar baixa estatura associada a uma alteração das proporções corporais.

- Genes reguladores do eixo GH/IGF-1 costumam estar associados a uma baixa estatura isolada, como GH1, GHSR, GHR, STAT5B, IGF1, IGF1R, IGFALS e PAPP-A2.

DIAGNÓSTICO

A BEI é um diagnóstico de exclusão, sendo, portanto, necessário descartar outras causas de baixa estatura por meio de anamnese detalhada, exame físico cuidadoso e investigação laboratorial normal e exames de imagem sem alterações.

A anamnese deve incluir dados da gestação, evolução do crescimento, desenvolvimento neuropsicomotor, antecedentes individuais, hábitos alimentares e antecedentes familiares. O pediatra deveperguntar sobre uso de medicamentos e sintomas cardíacos, renais, pulmonares, neurológicos e gastrointestinais, além de internações ou cirurgias prévias. Sempre que possível, os dados ponderoestaturais obtidos na consulta pediátrica devem ser avaliados para melhor compreensão da velocidade de crescimento e, assim, nortear a investigação inicial e raciocínio clínico.[1]

O exame físico completo deve incluir descrição de medidas antropométricas, cálculo do índice de massa corporal (IMC), avaliação de características dismórficas e do estádio puberal, além de aferição dos segmentos corporais: envergadura e relação do seguimento superior/inferior ou altura sentado/altura em pé (ver Capítulo 1). Os dados antropométricos devem ser analisados em relação às curvas de referências populacionais de crescimento e em relação ao alvo genético ou estatura-alvo.[11]

Os exames básicos de investigação, devem contemplar exames laboratoriais para descartar doenças crônicas (hemograma, função tireoidiana, função renal, função hepática, eletrólitos, urina 1, anticorpos para doença celíaca, provas inflamatórias), radiografia de de mão e punho esquerdo para avaliação da idade óssea, testes de estímulos para avaliar disfunções do eixo GH-IGF-1, além de cariótipo para as meninas e testes genéticos em casos selecionados.[1,2]

A Figura 4.1 traz um algoritmo que pode ser seguido na avaliação de um paciente com BE.

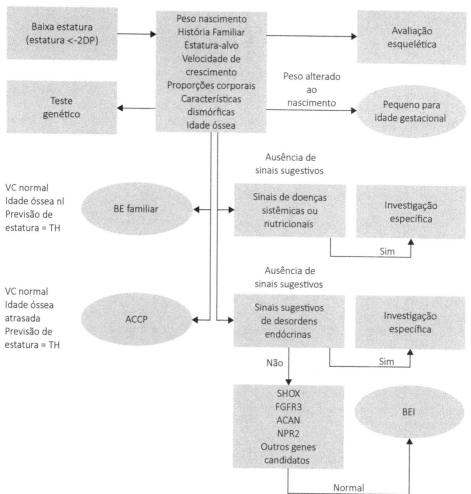

Figura 4.1 – Algoritmo de investigação de baixa estatura.
SDS: desvio padrão; BE: baixa estatura (estatura < 2 DSD); BEI: baixa estatura idiopática; TH: estatura-alvo.
Fonte: Adaptada de Inzaghi, et al.; 2019.

Nota-se, pelo algoritmo, que se pode falar em BEI após descartadas todas as causas de baixa estatura.

Tratamento

Em virtude da heterogeneidade da população com BEI, há muita discussão e evolução no conhecimento sobre a eficácia dos diferentes tratamentos disponíveis.

Em 2003, o uso do hormônio de crescimento recombinante (rhGH) para tratamento de pacientes diagnosticados com BEI foi aprovado nos Estados Unidos. Os critérios clínicos e laboratoriais utilizados na decisão do uso do GH, assim como o reconhecimento da resposta ao tratamento devem ser avaliados individualmente.

A decisão do tratamento de pacientes com BEI deve levar em consideração não apenas os resultados antropométricos, mas também os aspectos éticos e psicossociais e a avaliação do custo-benefício envolvido no tratamento com rhGH.[1,12,13]

Apesar de já existirem consensos internacionais considerando a BEI uma das indicações para tratamento com rhGH,[13] assim como aprovação pela Agência Nacional de Vigilância Sanitária (Anvisa), tal indicação não está contemplada e coberta pelos protocolos de medicações de alto custo da Secretaria da Saúde e, portanto, é uma opção de tratamento que deve ser conhecida, mas que não está incluída para fornecimento gratuito nos protocolos de medicações de alto custo.

TERAPIA COM SOMATROPINA (RHGH) EM PACIENTES COM BEI

Os estudos sobre uso de rhGH em pacientes com BEI mostram uma variação de ganho de 3 a 7 cm na estatura final. O ganho médio em geral chega a 5 cm e vários fatores interferem na resposta e no ganho final de cada paciente.[14-16]

Entre os diversos fatores que interferem em bons resultados, estão o início precoce do tratamento com GH, a resposta individual de cada paciente, o uso de doses adequadas, a gravidade da BE em relação ao alvo estatural e a adesão do paciente. A avaliação de boa resposta, associada ao seguimento adequado das recomendações, pode ser já observada no 1º ano de seguimento.[17,18]

O tratamento da BEI com rhGH em pacientes que chegam já em fase puberal pode não trazer o ganho estatural adequado, fato que reforça a importância de identificação e de tratamento precoces. Alguns estudos realizados nessa fase sugerem que outras ferramentas podem ser eventualmente associadas, mas essa recomendação não faz parte ainda de consensos de conduta e foram utilizadas apenas em estudos clínicos.

Diretrizes publicadas em 2016 indicam o tratamento para crianças com estatura inferior a -2,25 DP, com avaliação individualizada, considerando-se aspectos físicos e psicológicos e os riscos e benefícios.[13]

A decisão de se realizar o tratamento deve ser dividida entre a família e o pediatria, este reforçando que a média de ganho estatural encontrada em estudos é de aproximadamente 5 cm na estatura final e essa resposta tem uma grande variabilidade individual e deverá ser monitorada e acompanhada durante todo o período de tratamento.[15]

A dose de GH recomendada para pacientes com BEI varia entre 0,7 e 1,4 UI/kg/semana = 0,24 a 0,47 mg/kg/semana, sendo necessário ajuste de dose conforme resposta ao tratamento e aos exames de acompanhamento.[1]

OUTRAS TERAPIAS

Análogos de hormônios liberadores de gonadotrofinas (GnRHa)

Esse tratamento foi cogitado em crianças com BEI, na tentativa de atrasar a maturação óssea e a progressão puberal, aumentando, assim, o tempo de crescimento. Porém, não há evidências suficientes para recomendar o uso de GnRHa em monoterapia em crianças com BEI e puberdade normal.[1] Seu uso pode trazer consequências psicológicas devido ao retardo da puberdade, diminuir o estirão de crescimento puberal e, consequentemente, a estatura final, além de afetar negativamente a densidade óssea.

Análogos de hormônios liberadores de gonadotrofinas (GnRHa) e somatropina (GH)

A combinação de GnRHa e rhGH também tem sido proposta para indivíduos com BEI que chegam à puberdade ainda abaixo do alvo estatural, porém em decorrência da eficácia variável nos estudos clínicos e potenciais efeitos adversos. Por isso, não há consenso quanto ao tratamento combinado para abordar pessoas com BEI.[1]

Inibidor de aromatase

Estrógenos promovem aceleração da maturação óssea induzindo a depleção das células progenitoras na zona de repouso, acelerando a senescência da placa de crescimento. Portanto, a inibição da enzima aromatase, que converte andrógenos em estrógenos, tem sido proposta para o tratamento de alguns distúrbios de crescimento no menino. O uso dessa medicação ainda não é recomendada nos consensos atuais e deve ser considerada *off label* (ver Capítulo 13) em distúrbios do crescimento.[1]

Considerações Finais

Merecem um olhar cuidadoso do pediatra

1. Pacientes com baixa estatura escore Z < -2 (< 2 DP), ou percentil < 3 em relação às curvas de crescimento populacionais (com ou sem baixa estatura familial associada), independentemente de apresentarem sinais fenotípicos que chamem a atenção visualmente.

2. Pacientes com escore Z < -1,5 (< 1,5 DP) abaixo da estatura-alvo da familial.

3. Pacientes com queda na velocidade e canal de crescimento durante qualquer fase do seu desenvolvimento.

4. Existem hoje novas possibilidades de tratamento e acompanhamento desses pacientes, sendo o encaminhamento e a investigação precoce determinantes nos resultados de um possível tratamento, diagnóstico e, muitas vezes, aconselhamento genético.

5. A identificação precoce de problemas de crescimento e de baixa estatura deve ser valorizada e investigada precocemente.

6. Exames gerais para afastar doenças sistêmicas, assim como os dados antropométricos do histórico do acompanhamento do pediatra de origem, podem nortear e otimizar as investigações do especialista.

Referências

1. Inzaghi E, Reiter E, Cianfarani S. The challenge of defining and investigating the causes of idiopathic short stature and finding an effective therapy. Horm Res Paediatr. 2019;92:71-83.

2. Marcondes E, Machado DV. Crescimento e desenvolvimento. In: Alcantara P, Marcondes E (eds.). Pediatria básica. 6. ed. São Paulo: Sarvier; 1978. p. 45-67.

3. Keane V. Avaliação do crescimento. In: Kliegman RM, Behrman RE, Jenson HB, Stanton BF, editors. Nelson: tratado de pediatria. 18. ed. Rio de Janeiro: Elsevier; 2009. p. 70-4.

4. Kochi C, Siviero-Miachon AA. Do pediatra ao endocrinologista pediátrico: quando encaminhar? São Paulo: Atheneu, 2016.

5. Grimberg A, Allen DB. Growth hormone treatment for growth hormone deficiency and idiopathic short stature: new guidelines shaped by the presence and absence of evidence. Curr Opin Pediatr. 2017;29:46-471.

6. Cohen P, Rogol AD, Deal CL, Saenger P, Reiter EO, Ross JL, et al. 2007 ISS Consensus Workshop participants. Consensus statement on the diagnosis and treatment of children with idiopathic short stature: a summary of the Growth Hormone Research Society, the Lawson Wilkins Pediatric Endocrine Society, and the European Society for Paediatric Endocrinology Workshop. J Clin Endocrinol Metab. 2008;93:4210-7.

7. Murray PG, Clayton PE, Chernausek SD. A genetic approach to evaluation of short stature of undetermined cause. Lancet Diabetes Endocrinol. 2018;6:564-74.

8. Fukami M, Seki A, Ogata T. SHOX haploinsufficiency as a cause of syndromic and nonsyndromic short stature. Mol Syndromol. 2016;7:3-11.

9. Ranke MB, Schweizer R, Elmlinger MW, Weber K, Binder G, Schwarze CP, et al. Significance of basal IGF-I, IGFBP-3 and IGFBP-2 measurements in the diagnostics of short stature in children. Horm Res. 2000;54:60-8.

10. Clayton P, Bonnemaire M, Dutailly P, Maisonobe P, Naudin L, Pham E, et al. Characterizing short stature by insulin-like growth factor axis status and genetic associations: results from the prospective, cross-sectional, epidemiogenetic EPIGROW study. J Clin Endocrinol Metab. 2013;98:E1122-30.

11. SBP – Sociedade Brasileira de Pediatria [homepage on the Internet]. Gráficos de crescimento [cited 2022 May 23]. Available from: https://www.sbp.com.br/departamentoscientificos/endocrinologia/graficos-de-crescimento/

12. Cutfield WS, Albert BB. Growth hormone treatment for idiopathic short stature. Pediatr Endocrinol Rev. 2018;16(Suppl1):113-22.

13. Grimberg A, DiVall SA, Polychronakos C, Allen DB, Cohen LE, Quintos JB, et al. Guidelines for growth hormone and insulin-like growth factor-I treatment in children and adolescents: growth hormone deficiency, idiopathic short stature, and primary insulin-like growth factor-I deficiency. Horm Res Paediatr. 2016;86:361-97.

14. van Gool SA, Kamp GA, Odink RJ, de Muinck Keizer-Schrama SM, Delemarre-van de Waal HA, Oostdijk W, et al. High-dose GH treatment limited to the prepubertal period in young children with idiopathic short stature does not increase adult height. Eur J Endocrinol. 2010;162:653-60.

15. Allen DB, Cuttler L. Clinical practice. Short stature in childhood – challenges and choices. N Engl J Med. 2013;368:1220 – 8.

16. Ranke MB, Lindberg A, Price DA, Darendeliler F, Albertsson-Wikland K, Wilton P, et al. Age at growth hormone therapy start and first-year responsiveness to growth hormone are major determinants of height outcome in idiopathic short stature. Horm Res. 2007;68:53-62.

17. Gharib H, Cook DM, Saenger PH, Bengtsson BA, Feld S, Nippoldt TB, et al. American Association of Clinical Endocrinologists medical guidelines for clinical practice for growth hormone use in adults and children-2003 update. Endocr Pract. 2003;9:64-76.

18. Collett-Solberg PR, Jorge AL, Boguszewski CS, Miller CS, et al. Growth hormone therapy in children; research and practice – a review. Growth Horm IGF Res. 2019;44:20-32.

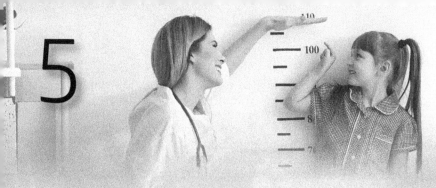

5

Criança Nascida Pequena para Idade Gestacional (PIG)

Jesselina Francisco dos Santos Haber | Louise Cominato | Thiago Santos Hirose

Introdução

Vários termos têm sido usados para descrever bebês com baixo peso ao nascer para a idade gestacional como "pequeno para a idade gestacional" (PIG) e "restrição de crescimento fetal" (intrauterino) (RCIU), termos estes que não são sinônimos.

Um recém-nascido pode sofrer restrição do crescimento intrauterino e nascer PIG ou, dependendo do tempo de restrição, nascer adequado para idade gestacional (AIG).

Segundo o consenso das Sociedades Internacionais de Endocrinologia Pediátrica e da Sociedade de Pesquisa em Hormônio do Crescimento, de 2007, considera-se criança nascida PIG a que apresenta peso ou comprimento de nascimento abaixo do escore Z -2.[1]

A incidência de crianças nascidas PIG vem aumentando nos últimos anos, merecendo atenção pediátrica diferenciada.[2] São fatores de risco: baixo ganho de peso materno; tabagismo; gestação em jovem; hipertensão; e problemas placentários. Apesar das complicações fetais e maternas conhecidas, mais da metade dos bebês PIG não é identificada antes do parto.[2]

A criança nascida PIG tem risco aumentado de complicações em curto e longo prazo, incluindo hipóxia perinatal, neurodesenvolvimento prejudicado, baixa estatura, síndrome metabólica, diabetes e hipertensão. Problemas de crescimento e falta de recuperação da estatura ocorrem em 10% a 15% das crianças nascidas PIG.

O tratamento precoce com hormônio do crescimento recombinante (rhGH) está associado a melhores resultados na recuperação estatural, mantendo um perfil metabólico adequado com preservação da massa magra.[3] Os pediatras devem estar bem informados sobre a importância, a segurança e a efetividade do uso de rhGH em crianças com baixa estatura nascidas PIG, assim como os critérios de indicação, em tempo de garantir sucesso terapêutico.

Evolução da criança nascida PIG

A privação nutricional ou estresse intrauterino sofrido pelo feto faz com que haja uma redução do seu crescimento e do seu ganho de peso. Para adaptação frente ao estresse sofrido intraútero, o feto desenvolve mecanismos de programação metabólica para garantir sua sobrevivência, porém essas modificações metabólicas aumentam o risco de aparecimento de doenças crônicas futuras (Teoria de Barker).[4] Problemas de crescimento, alterações metabólicas advindas do ambiente intrauterino adverso, somados ao rápido ganho de peso pós-natal, contribuem para esses indivíduos um futuro com doenças crônicas, como hipertensão arterial sistêmica, resistência insulínica e diabetes *mellitus* tipo 2, doenças cardiovasculares, obesidade, diminuição da massa corporal magra (em especial da massa mineral óssea) quando comparados a indivíduos nascidos adequados para idade gestacional.[1,5-7]

A diminuição do crescimento está associada à resistência à ação do hormônio de crescimento, gerada juntamente com a programação metabólica fetal, sendo rara a ocorrência de deficiência de hormônio de crescimento (GH) nessas crianças. No entanto, o padrão de secreção diurna de GH parece ser modificado e os níveis médios de Fator de crescimento semelhante à insulina tipo 1 ou somatomedina C (IGF-1) e Proteína 3 de ligação ao fator de crescimento semelhante à insulina (IGFBP-3), nessa população, costumam ser menores, indicando uma possível insensibilidade parcial pós-natal à ação do GH.[1]

Entre as crianças nascidas PIG, 85% a 90% conseguem recuperar peso e altura já com 2 anos de idade ou, mais tardiamente, em torno dos 4 anos. As crianças que recuperam peso rapidamente apresentam maior risco de alterações metabólicas, dislipidemia, resistência insulínica e obesidade.[1,5-7]

Em 10% a 15% das crianças nascidas PIG, não haverá essa recuperação de estatura (*catch-up*), sendo estas, portanto, potenciais candidatas ao tratamento com rhGH. Esse tratamento, além da recuperação do potencial de crescimento em relação à estatura alvo familiar, objetiva obter melhora no perfil metabólico com redução de massa gorda, aumento de massa magra, podendo reduzir riscos cardiovasculares futuros. Além disso, o uso de rhGH nesses pacientes associa-se a ganho de massa óssea e aumento de massa muscular, com menor risco de fraturas na vida adulta.[8-11]

Além das complicações metabólicas e de crescimento, a criança que nasce PIG tem maior predisposição ao desenvolvimento de pubarca precoce, puberdade adiantada ou rapidamente progressiva (principalmente em meninas), além de avanço da idade óssea, podendo impactar ainda mais na altura final.[12] A concentração de sulfato de deidroepiandrosterona (DHEA-S), hormônio considerado o marcador da adrenarca, costuma estar mais elevada nessas crianças.[13] Na puberdade, é comum uma rápida maturação óssea, levando ao avanço da idade óssea, além de um estirão puberal com menor velocidade de crescimento num período mais curto. Essas peculiaridades promovem uma fusão mais precoce das placas de crescimento, com maior prejuízo na altura final. A idade óssea não deve ser usada como parâmetro para cálculo da altura final em pacientes nascidos PIG por não ser considerada uma medida confiável, ocasionando, muitas vezes, a superestimação da altura final. Frente a essa rápida evolução da puberdade e ao avanço da idade óssea, é muito importante o início precoce do tratamento com rhGH em pacientes que não fizeram *catch-up* até os 4 anos de idade.[12,14]

Diagnóstico Diferencial

- Pacientes portadores de síndromes genéticas, como síndrome de Turner, síndrome de Noonan, síndrome de Silver-Russell;[4]
- Doenças infecciosas congênitas;
- Deficiência de hormônio de crescimento.

Seguimento e Tratamento

Durante o acompanhamento de crianças nascidas PIG, além de ao déficit de crescimento, o pediatra deve estar atento ao surgimento de possíveis comorbidades associadas, como dislipidemia, obesidade, resistência insulínica, diabetes *mellitus* tipo 2, pubarca precoce e avanço puberal acelerado.

Em crianças que não fizeram *catch-up*, o uso de hormônio de crescimento é indicado. No Brasil, o uso de rhGH é recomendado e aprovado pela Agência de Vigilância Sannitária (Anvisa) em crianças com baixa estatura nascidas PIG, devendo o início do seu uso ser precoce para evitar perda estatural e complicações osteometabólicas. Nos Estados Unidos, o rhGH é aprovado para uso em crianças pequenas nascidas PIG a partir dos 2 anos. Na Europa, a indicação aprovada é para crianças pequenas nascidas PIG a partir dos 4 anos de idade.[1,15]

Dosagem e administração

A dose recomendada de rhGH é de 0,05 mg/kg/dia (0,15 UI/kg/dia), via subcutânea (SC), uma vez à noite, próximo ao horário de dormir. Ajustes de doses devem ser realizados conforme a resposta e os exames de acompanhamento.

É considerada boa resposta se houver aumento de, pelo menos, 0,5 do desvio padrão de altura no 1° ano de tratamento. Se houver uma resposta inadequada, reavaliar adesão, dose e rodízio dos locais de aplicação.[1]

Em crianças com uma boa resposta ao rhGH, a indicação é manter o GH até o final do estirão puberal. O paciente deve ser monitorado em termos de crescimento e efeitos colaterais. A suspensão do tratamento ocorrerá caso o paciente tenha um crescimento menor que 2 cm/ano, ou idade óssea, no sexo feminino, acima de 14 anos e, no sexo masculino, acima de 16 anos, significando o fechamento das cartilagens epifisárias.[16]

Entre os fatores que parecem levar à melhor resposta ao rhGH estão: idade de início (quanto mais precoce, melhor resposta); dose da medicação. e atraso na idade óssea.[17]

A dose do rhGH deve ser ajustada conforme o peso da criança. A monitorização do tratamento também deve ser feita mediante dosagem da concentração de fator de crescimento semelhante à insulina 1 (IGF-1) sérico. A dosagem da proteína ligadora de IGF-1 tipo 3 (IGFBP-3) e sua proporção com o IGF-1 também podem ser úteis, pois aproximadamente 80% do IGF-I está ligado à IGFBP-3, formando um complexo que constitui um reservatório na circulação, regulando sua meia-vida e sua ação biológica. Tanto os níveis de IGF-I como os de IGFBP-3 são dependentes de GH. Sendo assim, a determinação dos níveis plasmáticos de IGF-I e IGFBP-3 pode dar uma ideia da ação do rhGH. A primeira dosagem deve ser realizada 4 a 8 semanas após a introdução ou a mudança terapêutica de dose.[16,18,19]

Conclusões

- A maior parte das crianças nascidas PIG realiza o *catch-up* no 1° ano de vida.
- As crianças com importante RCIU têm maior risco de doenças cardiovasculares e metabólicas.
- Há maior risco de doenças cardiovasculares e metabólicas nas crianças nascidas PIG que não fazem a recuperação da estatura, especialmente nas que recuperam peso aceleradamente.
- A reposição de rhGH é um importante instrumento de recuperação de altura das crianças nascidas PIG que não realizam o *catch-up*, com melhora na altura final.
- O tratamento com rhGH, nesse perfil de paciente, melhora a composição corporal e diminui complicações metabólicas.

Referências

1. Rotem R, Rottenstreich M, Prado E, Baumfeld Y, Yohay D, Pariente G, et al. Trends of change in the individual contribution of risk 6 factors for small for gestational age over more than 2 decades. Arch Gynecol Obstet. 2020;302:1159-66.

2. Dunger U, Darendeliler F, Kandemir N, Harris M, Rabbani A, Kappelgaard AM, et al. What is the evidence for beneficial effects of growth hormone treatment beyond height in short children born small for gestational age? A review of published literature. J Pediatr Endocrinol Metab. 2020;33:53-70.

3. Hokken-Koelega AC, van Pareren Y, Sas T, Arends N. Final height data, body composition and glucose metabolism in growth hormone-treated short children born small for gestational age. Horm Res. 2003;60(Suppl 3):113-4.

4. Clayton PE, Cianfarani S, Czernichow P, Johannsson G, Rapaport R, Rogol A, et al. Management of the child born small for gestational age through to adulthood: a consensus statement of the International Societies of Pediatric Endocrinology and the Growth Hormone Research Society. J Clin Endocrinol Metab. 2007;92:804-10.

5. Zanelli SA, Rogol AD. Short children born small for gestational age outcomes in the era of growth hormone therapy. Growth Horm IGF Res. 2018;38:8-13.

6. Buttazzoni C, Rosengren B, Tveit M, Landin L, Nilsson JA, Karisson M. Preterm children born small for gestational age are at risk for low adult bone mass. Calcif Tissue Int. 2016; 98:105-13.

7. De Andre Cardoso-Demartini A, Malaquias AC, Da Silva Boguszewski MC. Growth hormone treatment for short children born small for gestational age. Pediatr Endocrinol Rev. 2018;16(Suppl 1):105-12.

8. Lem AJ, Kaay DC, Ridder MA, Waarde WM, Hulst FJ, Mulder JC. Adult height in short children born SGA treated with growth hormone and gonadotropin releasing hormone analog: results of a randomized, dose-response GH trial. J Clin Endocrinol Metab. 2012;97:4096-105.

9. Pepe G, Calafiore M, Valenzise M, Corica D, Morabito L, Pajno Aversa T, et al. Bone maturation as a predictive factor of catch-up growth during the first year of life in born small for gestational age infants: a prospective study. Front Endocrinol (Lausanne). 2020;11:147.

10. Labarta JI, Arriba A, Ferrer M, Loranca M, Martos JM, Rodríguez a, et al. Growth and metabolic effects of long-term recombinant human growth hormone (rhGH) treatment in short children born small for gestational age: GH-RAST study. J Pediatr Endocrinol Metab. 2020;33:923-32.

11. Verkauskiene R, Petraitiene I, Albertsson WK. Puberty in children born small for gestational age. Horm Res Paediatr. 2013;80:69-77.

12. Nordman H, Voutilainen R, Antikainen L, Jääskeläinen J. Prepubertal children born large for gestational age have lower serum DHEAS concentrations than those with a lower birth weight. Pediatr Res. 2017;82:285-9.

13. Deng X, Li W, Luo Y, Liu S, Wen Y, Liu Q. Association between small fetuses and puberty timing: a systematic review and meta-analysis. Int J Environ Res Public Health. 2017;14:1377.

14. Wakeling EL, Brioude F, Lokulo-Sodipe O, O´Connell SM, Salem J, Bliek J, et al. Diagnosis and management of Silver-Russell syndrome: first international consensus statement. Nat Rev Endocrinol. 2017;13:105-24.

15. Karlberg JP, Albertsson-Wikland K, Kwan EY, Lam BC, Low LC. The timing of early postnatal catch-up growth in normal, full-term infants born short for gestational age. Horm Res. 1997;48: (Suppl 1):17-24.

16. Moon JE, Ko CW. Delayed bone age might accelerate the response to human growth hormone treatment in small for gestational age children with short stature. Int J Endocrinol. 2019;2019:8454303.

17. Grimberg A, DiVall SA, Polychronakos C, Allen DB, Cohen LE, Quintos JB, et al. Guidelines for growth hormone and insulin-like growth factor-I treatment in children and adolescents: growth hormone 8 deficiency, idiopathic short stature, and primary insulin-like growth factor-I deficiency. Horm Res Paediatr. 2016;86:361-97.

18. Ranke MB, Traunecker R, Martin DD, Schweizer R, Schwarze CP, Wollmann HA, et al. IGF-I and IGF binding protein-3 levels during initial GH dosage step-up are indicators of GH sensitivity in GH-deficient children and short children born small for gestational age. Horm Res. 2005;64:68-76.

19. Gaddas M, Périn L, Le BY. Evaluation of IGF1/IGFBP3 molar ratio as an effective tool for assessing the safety of growth hormone therapy in small-for-gestational-age, growth hormone-deficient and Prader-Willi children. J Clin Res Pediatr Endocrinol. 2019;11:253-61.

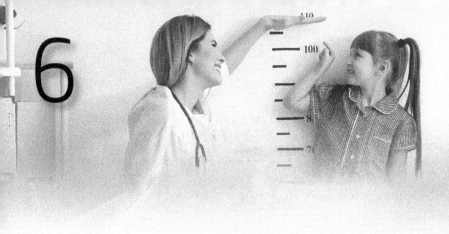

Síndrome de Turner

Alcinda Aranha Nigri | Cyntia Watanabe | Mariana Zorron

Introdução

A síndrome de Turner (ST) é um defeito congênito causado pela ausência completa ou parcial de um cromossomo sexual, com ou sem mosaicismo, que afeta de 25 a 50/100 mil mulheres. Pode afetar múltiplos órgãos em todas as fases da vida, necessitando de uma abordagem multidisciplinar.[1]

A ST se caracteriza pela presença de um fenótipo feminino com baixa estatura, disgenesia gonadal com falência ovariana prematura, malformações congênitas (principalmente renais e cardíacas), sendo a estatura extremamente baixa uma das características mais prevalentes e salientes da síndrome.[1] As mulheres não tratadas são aproximadamente 20 cm mais baixas do que as mulheres normais do mesmo grupo étnico.[2]

A ST é a anormalidade cromossômica sexual mais comum em mulheres, afetando cerca de 3% de todos os fetos do sexo feminino concebidos. A haploinsuficiência para genes pseudoautossômicos, codificados no cromossomo X ou Y, é amplamente responsável pelo fenótipo. Estima-se que mais de 99% dos fetos com o cariótipo 45,X são abortados espontaneamente, sobretudo no 1º trimestre e que 20% de todos os abortos espontâneos podem estar associados a esse cariótipo.[1]

A inteligência é normal, com habilidades verbais geralmente melhores que as visoespaciais ou funcionais.[1]

A baixa estatura está principalmente associada à haploinsuficiência do gene SHOX (*short stature homeobox-containing gene*). O eixo GH-IGF-1 é normal. O hormônio de crescimento recombinante humano (rhGH) tem sido usado para aumentar a velocidade de crescimento e a altura final em mulheres com ST.[3] A secreção do hormônio do crescimento (GH) é preservada e o teste provocativo geralmente não é necessário.[1,3]

Diagnóstico Clínico

O linfedema é um dos sinais clínicos que caracterizam a ST no neonato e deve-se usualmente à obstrução linfática.[1,3]

No pré-natal, achados ultrassonográficos de translucência nucal aumentada, higroma cístico e anomalias cardíacas obstrutivas do lado esquerdo (especialmente coartação da aorta) são altamente sugestivos de ST. No entanto, é obrigatório repetir o cariótipo no período pós-natal em todas as crianças diagnosticadas no pré-natal.[1]

Várias anomalias congênitas são descritas em pacientes com ST, sendo mais encontradas:

- **Alterações ortopédicas:** cúbito valgo, 4° metacarpo e/ou metatarso curto, exostose tibial medial, palato alto, micrognatia e deformidade de Madelung (subluxação ou luxação congênita de extremidade distal do cúbito), associados à monossomia do gene SHOX,[4,5] maior risco de luxação congênita do quadril, cifose e escoliose,[6] osteopenia ou osteoporose (associadas à falta de exposição ao estrógeno) com maior risco de fraturas.[7]
- **Anomalias cardiovasculares:** coartação da aorta, válvula aórtica bicúspide, outras malformações cardiovasculares, hipertensão arterial;
- **Anomalias renais:** rim em ferradura, duplicação uretral e agenesia unilateral do rim;
- **Alterações endócrinas:** baixa estatura, hipotireoidismo[9] (causado por tireoidite crônica autoimune), obesidade, resistência insulínica e diabetes *mellitus* tipo 2,[10,11] falência ovariana
- **Alterações cognitivas:** com prejuízo no processo de visão espacial, dificuldades de aprendizagem[8]
- **Otite média** devido à distorção do desenvolvimento da tuba auditiva e à deficiência auditiva
- **Alterações de pele e anexos:** pescoço curto (alado), linfedema em dorso de mãos e pés, baixa implantação do cabelo, múltiplos nevos pigmentados, vitiligo.[9]

Diagnóstico laboratorial

Cariotipagem (indicações)

Houve evolução do conhecimento relacionado à citogenética na ST após as técnicas de bandamento cromossômico, quando as aberrações estruturais passaram a ser descritas e começou a aumentar o índice de registros de casos de mosaicismos.[12]

A monossomia (45,X) está presente em 40 a 50% das mulheres com ST, e o mosaicismo (45,X/46,XX) em 15 a 25% dos casos.[1]

Kleczkowska et al. (1990)[13] relataram 478 casos de mulheres com ST e analisaram a incidência dos diferentes tipos de cariótipos: 45,X (52%), mosaicismo 45,X/46,XX (11%), mosaicismo 45,X/46XY (4%), isocromossomos i(Xq) e i(Xp) (16%), 45,X/47,XXX (5%), cromossomo X em anel (4%) e outras aberrações estruturais do cromossomo X (8%).

Considerando-se os fetos com ST, há maior incidência de sobrevivência entre os que apresentam mosaicismo em relação aos fetos 45,X. Acredita-se que 95% dos fetos com cariótipo 45,X geram aborto espontâneo e sabe-se que a ausência do cromossomo X paterno é a mais comum, não existindo relação significativa dessa síndrome com a idade materna avançada.[12]

A solicitação do cariótipo deve ser feita na presença de uma única característica clínica, como hidropisia fetal ou higroma cístico, baixa estatura inexplicada, puberdade tardia, anormalidade cardíaca obstrutiva do lado esquerdo (como válvula aórtica bicúspide, coartação, estenose aórtica, hipoplasia, síndrome do coração esquerdo ou anormalidades da válvula mitral), características faciais (como pescoço curto e largo, fendas palpebrais inclinadas para baixo com dobras epicânticas) ou em um casal apresentando infertilidade.[3] A solicitação do cariótipo também, deve ser feita se duas ou mais características comumente associadas à ST estiverem presentes, como anomalia renal (hipoplasia, aplasia ou rim em ferradura), outras anomalias cardíacas (p. ex., retorno venoso pulmonar anômalo parcial, defeitos do septo atrial ou ventricular), deformidade de Madelung, unhas displásicas, nevos múltiplos, problemas neuropsicológicos e perda auditiva associada à baixa estatura.[3]

O cariótipo padrão de 30 células é recomendado e pode detectar 10% de mosaicismo com 95% de confiança.[12]

Em estudos de cariótipo obtido a partir de análise de sangue periférico, a incidência de mosaico com linhagens de células contendo o cromossomo Y é de aproximadamente 5%, já em estudos que utilizaram métodos de biologia molecular como o *Polymerase Chain Reaction* (PCR), de 8% a 12% apresentavam o cromossomo Y. Em mulheres com ST sem mosaico, cerca de 9% apresentaram pelo menos partes do cromossomo Y.[3]

Existe uma prevalência aumentada de tumor de células germinativas em pacientes com ST que apresentam sequências do cromossomo Y, sendo que o índice de gonadoblastoma detectado por PCR ou por hibridização *in situ* fluorescente (FISH), chega a variar entre 4% e 60% nessas pacientes.[13,14]

É recomendado que as pacientes com cromossomo Y sejam submetidas à gonadectomia como medida profilática e que, em pacientes que apresentam características do sexo masculino com resultados negativos da presença de sequências de cromossomo Y, por meio da análise citogenética convencional e FISH, realizem a triagem molecular para detecção de fragmentos do cromossomo Y.[1,12,15]

Diagnóstico diferencial

- **Síndrome de Noonan:** alteração gênica e não cromossômica que acomete meninos e meninas, também cursa com baixa estatura, fácies dismórficas, porém a cardiopatia ocorre no coração direito, como a estenose pulmonar.

Tratamento

A terapia com rhGH em ST demonstrou melhora da altura final em 5 a 8 cm em vários ensaios randomizados e estudos observacionais, entretanto sua eficácia é variável e depende de múltiplos fatores como altura dos pais, idade no início da terapia, duração e dose da terapia e altura basal antes do início da terapia com rhGH.[1]

O início do uso do rhGH é recomendado entre 4 e 6 anos de idade ou antes, caso haja falha de crescimento, com o objetivo de se permitir uma duração adequada da terapia antes do início da puberdade.[1]

As diretrizes mais recentes recomendam iniciar o tratamento com 45 a 50 µg/kg/dia (0,135 a 0,15 IU/kg/dia) e, possivelmente, aumentar até uma dose de 68 µg/kg/dia (0,2 UI/kg/dia), caso a resposta inicial seja subótima, administrada por via SC, 7 dias por semana, de preferência à noite.[1,15-18]

Os riscos e benefícios potenciais da terapia com rhGH devem ser discutidos com a família com monitoramento cuidadoso de eventos adversos no respectivo curso.[1]

O tratamento com rhGH é, em geral, bem tolerado em meninas com ST, embora pareça haver um risco ligeiramente aumentado de hipertensão intracraniana, epifisiólise, escoliose e pancreatite, em comparação com a terapia com rhGH para outras etiologias de baixa estatura.[1]

A altura deve ser monitorada a cada 3 a 4 meses no 1° ano de terapia e, depois, a cada 4 a 6 meses, devendo o rhGH ser interrompido após o crescimento linear estar completo (idade óssea de aproximadamente 13,5 a 14 anos ou velocidade de crescimento < 2 cm/ano).[1]

Há evidências conflitantes sobre a terapia com rhGH piorar o risco já inerente de intolerância à glicose na ST, sendo recomendado o monitoramento da hemoglobina A1c todo ano, independentemente do uso do rhGH.[1,10]

O controle por intermédio da dosagem anual do fator de crescimento semelhante à insulina I (IGF-1) é recomendado na diretriz de consenso atual e deve ser realizado após cada aumento na dose de rhGH.[1,15]

Para evitar a exposição prolongada a concentrações elevadas de IGF-1, é aconselhado que os valores de IGF-1 estejam menores que dois desvios-padrão acima da média para a idade, indicando-se diminuir a dose caso esse valor esteja acima de três desvios padrão para a idade.[1,3]

TEMPO DE TRATAMENTO – CRITÉRIOS DE INTERRUPÇÃO[15]

O tratamento com rhGH deverá ser interrompido nas seguintes situações:

- Falha de resposta ao tratamento, definida como aumento da velocidade de crescimento no 1° ano de tratamento inferior a 50% da velocidade de crescimento prévio, ou como velocidade de crescimento menor do que 2 cm/ano, desde que a paciente esteja em vigência de, ao menos, 1 ano de tratamento efetivo;
- Idade óssea igual ou superior a 14 anos, de acordo com idade óssea estimada por radiografia de mão e punho;
- Velocidade de crescimento inferior a 2 cm/ano.

MONITORIZAÇÃO DO TRATAMENTO COM RHGH[15]

Nas consultas clínicas para aferição das medidas antropométricas a cada 3 a 6 meses, a resposta ao tratamento deve ser acompanhada pelas curvas de crescimento, tanto pela pela curva de altura de Lyon, específica para síndrome de Turner (Gráfico 6.1), como pela curva feminina da Organização Mundial da Saúde (OMS).

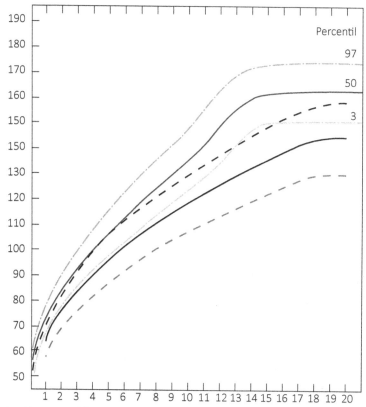

Gráfico 6.1 – Altura em diferentes idades de pacientes com síndrome de Turner (linhas mais escuras) plotadas em um gráfico de crescimento para meninas normais (linhas mais claras).
Foonte: Desenvolvido pela autoria.

O rhGH é um medicamento seguro, com raros efeitos adversos graves. Porém, deve-se atentar para o risco de desenvolvimento de intolerância à glicose, hipotireoidismo e hipertensão intracraniana benigna.

Exames laboratoriais para avaliação da glicemia de jejum, função tireoidiana (TSH) e exame radiológico para avaliação da idade óssea deverão ser realizados anualmente.

Se a glicemia estiver acima do limite superior da normalidade, deve-se considerar a redução da dose do rhGH e, no caso de hipotireoidismo (TSH > 10 mUI/L), recomenda-se o tratamento dessa situação clínica.

A dosagem de IGF-1 deve ser realizada sempre que houver necessidade de ajuste de dose, no mínimo anualmente.

Na presença de concentrações elevadas de IGF-1, a dose de rhGH deve ser reduzida. Se estiverem diminuídos, deve-se inicialmente verificar a adesão do paciente ao tratamento e, apenas se ela for satisfatória, aumentar a dose da medicação.

Em casos de boa adesão ao tratamento, concentrações de IGF-1 baixas para a idade óssea e velocidade de crescimento aquém do desejado, recomenda-se ajuste de dose para o peso até 0,2 UI/kg/dia, visando níveis satisfatórios e seguros de IGF-1 e aumento da velocidade de crescimento.

Outros eventos associados ao uso de rhGH em pacientes com ST incluem escoliose, deslizamento da epífise femoral e pancreatite, sendo que a associação com o desenvolvimento de neoplasias e com a dissecção/ruptura de aorta permanece controversa.

Em meninas maiores de 10 anos de idade com diagnóstico tardio de ST ou estatura final insatisfatória com a dose-padrão de rhGH, a adição de oxandrolona, um esteroide anabolizante, pode ser considerada em doses baixas. Os potenciais efeitos colaterais da terapia com oxandrolona incluem um pequeno risco de efeitos virilizantes (acne, clitoromegalia, engrossamento da voz, atraso para desenvolvimento de mamas). A terapia com oxandrolona pode melhorar a altura do adulto em 2 a 5 cm, quando feita concomitantemente à terapia com rhGH. Ressaltamos que a oxandrolona tem indicação de uso para auxílio no crescimento somente na síndrome de Turner.[19,20]

TRATAMENTO DA INSUFICIÊNCIA OVARIANA

Puberdade espontânea foi relatada em 14% das pacientes com ST com monossomia de X e em até um terço das pacientes com mosaicismo.[20] Em uma publicação de 2012, nos Arquivos Brasileiros de Endocrinologia e Metabologia por Stela Carpini et al.,[21] 16 de 32 pacientes com ST apresentaram puberdade espontânea.

A indução puberal em meninas com insuficiência ovariana é usualmente iniciada entre 11 e 12 anos com baixas doses de estrogênios para não interferir no tratamento com rhGH.[1,2,22] Estrógenos conjugados e betaestradiol micronizado são os estrógenos mais comumente utilizados, embora se possam utilizar estrógenos transdérmicos (gel ou adesivos).

A monitorização para o tratamento de indução puberal se realiza por meio do exame clínico de evolução do estadio de Tanner das mamas a cada 4 a 6 meses até a aquisição da mama adulta, preferencialmente coincidindo com a finalização do tratamento para crescimento com rhGH. Diferentemente do tratamento com rhGH, a terapêutica com estrogénios deve ser mantida na vida adulta, em especial para a garantia da aquisição da massa óssea.

CONCLUSÃO

a ST é uma doença genética caracterizada pela ausência completa ou parcial de um cromossomo sexual, que deve ser pesquisada em todas as meninas com baixa estatura. Seu diagnóstico é realizado mediante exames genéticos. O eixo GH/IGF-1 é normal, não sendo necessária a realização de testes provocativos. A terapia com rhGH é bem tolerada, sendo o tratamento interrompido quando a idade óssea estiver entre 13,5 e 14 anos ou a velocidade de crescimento for menor do que 2 cm/ano.

REFERÊNCIAS

1. Gravholt CH, Andersen NH, Conway GS, Dekkers OM, Geffner ME, Klein KO, et al. Clinical practice guidelines for the care of girls and women with Turner syndrome: proceedings from the 2016 Cincinnati International Turner Syndrome Meeting. Eur J Endocrinol. 2017;177:G1- 70.

2. Quigley CA, Crowe BJ, Anglin DG, Chipman JJ. Growth hormone and low dose estrogen in Turner syndrome: results of a United States multi-center trial to near-final height. J Clin Endocrinol Metab. 2002;87:2033-41.

3. Shankar RK, Backeljauw PF. Current best practice in the management of Turner syndrome. Ther Adv Endocrinol Metab. 2018;9:33-40.

4. Clement-Jones M, Schiller S, Rao E, Blaschke RJ, Zuniga A, Zeller R, et al. The short stature homeobox gene SHOX is involved in skeletal abnormalities in Turner syndrome. Hum Mol Genet. 2000;9:695-702.

5. Rao E, Weiss B, Fukami M, Rump A, Niesler B, Mertz A, et al. Pseudoautosomal deletions encompassing a novel homeobox gene cause growth failure in idiopathic short stature and Turner syndrome. Nat Genet. 1997;16:54-63.

6. Trzcinska D, Olszewska E, Wisniewski A, Milde K, Madej M. The knee alignment and the foot arch in patients with Turner syndrome. Pediatr Endocrinol Diabetes Metab. 2011;17:138-44.

7. Gravholt CH, Juul S, Naeraa RW, Hansen J. Morbidity in Turner syndrome. J Clin Epidemiol. 1998;51:147-58.

8. Mazzocco MM. The cognitive phenotype of Turner syndrome: specific learning disabilities. Int Congr Ser. 2006;1298:83-92.

9. Marqui AB. Turner syndrome and genetic polymorphism: a systematic review. Rev Paul Pediatr. 2015;33:363-70.

10. Bakalov VK, Cooley MM, Quon MJ, Luo ML, Yanovski JA, Nelson LM, et al. Impaired insulin secretion in the Turner metabolic syndrome. J Clin Endocrinol Metab. 2004;89:3516-20.

11. Caprio S, Boulware S, Diamond M, Sherwin RS, Carpenter TO, Rubin K, et al. Insulin resistance: an early metabolic defect of Turner's syndrome. J Clin Endocrinol Metab. 1991;72:832-6.

12. Reis CT. Importância da altura na qualidade de vida relacionada à saúde na síndrome de Turner [PhD Thesis]. Campinas: Unicamp; 2018.

13. Kleczkowska A, Dmoch E, Kubien E, Fryns JP, Berghe H. Cytogenetic findings in a consecutive series of 478 patients with Turner syndrome. The Leuven experience 1965-1989. Genet Couns. 1990;1:227-33. Erratum in: Genet Couns. 1991;2:130.

14. Gravholt CH, Fedder J, Naeraa RW, Müller J. Occurrence of gonadoblastoma in females with Turner syndrome and Y chromosome material: a population study. J Clin Endocrinol Metab. 2000;85:3199-202.

15. **BRAZIL**. Ministério da Saúde. Protocolo clínico e diretrizes terapêuticas da síndrome de Turner. Portaria Conjunta n° 15, de 9 de maio. Brasília (DF): Ministério da Saúde; 2018. Available from: https://www.in.gov.br/web/guest/materia/-/asset_publisher/Kujrw0TZC2Mb/content/id/15747081/do1-2018-05-24-portaria-conjunta- n-15-de-9-de-maio-de-2018-15747077.

16. Takahashi SP, Wiens A, Sanches AC. Uso do hormônio de crescimento para o tratamento da síndrome de Turner. Visão acadêmica. 2012;13:35-41.

17. Baxter L, Bryant J, Cave CB, Milne R. Recombinant growth hormone for children and adolescents with Turner syndrome. Cochrane Database Syst Rev. 2007;CD003887.

18. Soriano-Guillen L, Coste J, Ecosse E, Léger J, Tauber M, Cabrol S, et al. Adult height and pubertal growth in Turner syndrome after treatment with recombinant growth hormone. J Clin Endocrinol Metab. 2005;90:5197-204.

19. Sas TC, Gault EJ, Bardsley MZ, Menke LA, Freriks K, Perry RJ, et al. Safety and efficacy of oxandrolone in growth hormone-treated girls with Turner syndrome: evidence from recent studies and recommendations for use. Horm Res Paediatr. 2014;81:289-97.

20. Pasquino AM, Passeri F, Pucarelli I, Segni M, Municchi G. Spontaneous pubertal development in Turner's Syndrome. J Clin Endocrinol Metab. 1997;82:186-200.

21. Carpini S, Carvalho AB, Guerra-Júnior G, Baptista MT, Lemos-Marini SH, Maciel-Guerra AT. Spontaneous puberty in girls with early diagnosis of Turner syndrome. Arq Bras Endocrinol Metab. 2012;56:653-7.

22. Torres-Santiago L, Mericq V, Taboada M, Unanue N, Klein KO, Singh R, et al. Metabolic effects of oral versus transdermal 17β-estradiol (E$_2$): a randomized clinical trial in girls with Turner syndrome. J Clin Endocrinol Metab. 2013l98:2716-24.

23. Lyon AJ, Preece MA, Grant DB. Growth curve for girls with Turner syndrome. Arch Dis Child. 1985;60:932-5.

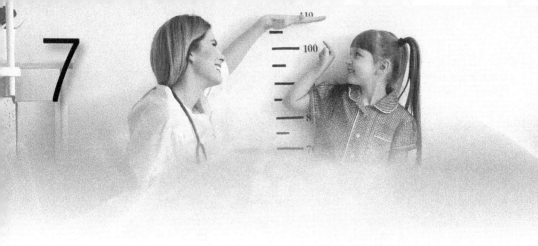

Síndrome de Noonan

Alexsandra Christianne Malaquias | Alexander Augusto de Lima Jorge

INTRODUÇÃO

A síndrome de Noonan (SN) [OMIM 163950] foi descrita pela primeira vez em 1963 e caracteriza-se por dismorfismos faciais, baixa estatura e cardiopatia congênita. A incidência estimada de indivíduos gravemente afetados está entre 1:1.000 e 1:2.500. A maioria dos casos é esporádica (mutação de novo), mas casos familiares com padrão de herança mendeliana autossômica dominante são descritos em, aproximadamente, 20% dos pacientes. A transmissão materna é mais frequente que a paterna, possivelmente refletindo a fertilidade masculina prejudicada devido à criptorquidia.[1]

O fenótipo da SN é variado e caracterizado por baixa estatura proporcional de início pós-natal; anomalias cardíacas, principalmente a estenose pulmonar valvar e a miocardiopatia hipertrófica; dimorfismos faciais como face triangular, hipertelorismo ocular, fendas palpebrais oblíquas com inclinação para baixo, ptose palpebral, palato alto e má oclusão dentária, baixa implantação das orelhas com rotação incompleta; pescoço curto e/ou alado; deformidade torácica, especialmente pectus carinatum e/ou pectus excavatum; distúrbios de coagulação; e criptorquidia nos pacientes do sexo masculino[2] (Quadro 7.1). Os pacientes afetados também podem apresentar atraso no desenvolvimento neuropsicomotor, retardo mental ou dificuldade de aprendizado. As características faciais atenuam-se com o avançar da idade, dificultando o reconhecimento da SN na idade adulta.[2]

O diagnóstico da SN é predominantemente clínico e baseado no sistema de pontuação proposto por Van de Burgt, em 1994.[2] As características relevantes analisadas nesse sistema de pontuação são: face típica; altura; anomalias cardíacas; deformidades torácicas; histórico familiar; retardo mental; criptorquidia; e displasia linfática (Quadro 7.1). Em alguns indivíduos com fenótipo atípico ou leve, o diagnóstico clínico não é possível e, para esses pacientes, exames com técnicas genéticas moleculares passam a ter maior importância no estabelecimento do diagnóstico definitivo.

Quadro 7.1 – Características clínicas da síndrome de Noonan

Características	A = Maiores	B = Menores
1. Faciais	Típica	Sugestiva
2. Cardíacas	Estenose valvar pulmonar Miocardiopatia hipertrófica e/ou ECG* típico de S. Noonan	Outras
3. Altura	< 3º percentil	< 10º percentil
4. Torácicas	*Pectus carinatum* e/ou *excavatum*	Alargado
5. História familiar	Parente de 1º grau com diagnóstico definido	Parente de 1º grau com diagnóstico sugestivo
6. Outros Retardo mental Criptorquidia Displasia linfática	Todos	Qualquer

Diagnóstico definitivo:
Face típica + 1 critério maior e 2 menores
Face sugestica + 2 critérios maiores ou 3 menores
* ECG: ecocardiograma.
Fonte: Adaptado de Malaquias, et al.; 2008.

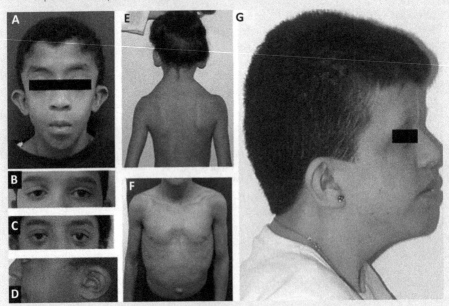

Figura 7.1 – Fenótipo da síndrome de Noonan.
A: Face triangular, micrognatia, baixa implantação de orelhas. B e C: Ptose palpebral, fenda palpebral oblíqua voltadas para baixo. D: Orelhas com implantação baixa, rotação incompleta e hélix espessada. E: Pescoço curto e alado. F: *Pectus carinatum* (superior) e *excavatum* (inferior). G: Face típica, vista lateral.
Fonte: Arquivo pessoal da autora.

Em 2001, foram identificadas variantes patogênicas do tipo *missense*, em heterozigose, no gene *PTPN11* (OMIM 176876) em pacientes com SN. O gene *PTPN11* codifica a proteína citoplasmática SHP-2, que regula positivamente o fluxo de sinal através da via de sinalização RAS/MAPK, envolvida no controle de diversas funções celulares, incluindo crescimento, diferenciação, migração e apoptose celular. Mutações no gene *PTPN11* estão presentes em quase 50% dos pacientes com SN.[3]

Além do *PTPN11*, outros genes que codificam proteínas presentes na via RAS/MAPK também podem ser afetados na SN (Figura 6.2) e em outras condições intimamente relacionadas, como a SN com múltiplas lentigines (anteriormente conhecida como "síndrome Leopard"; OMIM 151100), além de outras síndromes com o fenótipo sobreposto, como a de Costello (CS; OMIM 218040), a cardiofaciocutânea (CFC; OMIM 115150), a neurofibromatose tipo 1 (OMIM 162200) e a síndrome de Legius (OMIM 611431). Esse conjunto de síndromes com fenótipo e causa molecular semelhantes foi recentemente designado de "RASopatias".[4] As mutações descritas nas RASopatias resultam na ativação constitutiva das proteínas afetadas promovendo o aumento da sinalização na via RAS/MAPK.[3] Apesar da descoberta de mais de uma dúzia de genes causadores, o diagnóstico molecular da SN ainda permanece um desafio em 20% a 30% dos pacientes. Devido à grande heterogeneidade genética, é recomendado fazer a pesquisa molecular por sequenciamento utilizando painel de genes ou sequenciamento completo do exoma para confirmação do diagnóstico molecular da SN por meio da técnica de sequenciamento paralelo em larga escala.

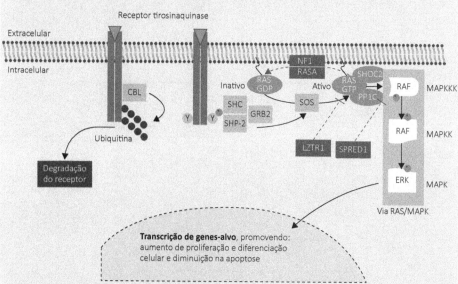

Figura 7.2 – Via RAS/MAPK. Representação esquemática da ativação do receptor tirosinaquinase (RTK) e sinalização por meio da via RAS/MAPK.
Fonte: Adaptado de Malaquias, et al.; 2021.

Padrão de crescimento natural da síndrome de Noonan

A baixa estatura pós-natal está presente em aproximadamente 80% dos indivíduos com essa síndrome. O comprometimento da altura é observado já no 1º ano de vida e estabiliza-se abaixo do limite inferior da população de referência durante a infância. O estirão do crescimento durante a puberdade é atenuado na SN e mais da metade dos pacientes atinge uma altura adulta abaixo da média ao fim da puberdade.[5] Esse padrão de crescimento descrito previamente[6,7] foi confirmado na população brasileira em um estudo que avaliou 137 pacientes com diagnóstico clínico e molecular de SN e resultou em curvas de crescimento nacional para a SN que mostram a altura/idade (Figura 6.3) e o índice de massa corpórea (IMC)/idade, de 2 a 20 anos. A média da altura adulta obtida foi de 157,4 cm (escore Z = -2,7) e 148,4 cm (escore Z = -2,3) para homens e mulheres, respectivamente.[5]

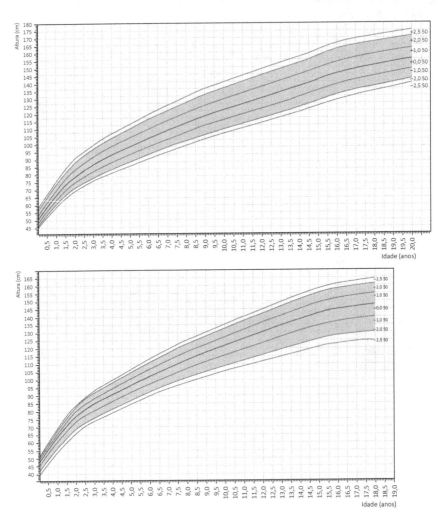

Gráfico 7.1 – Curvas de crescimento de Noonan. Gráfico de altura/idade específico para a síndrome de Noonan – sexo masculino (azul) e feminino (rosa).

Fonte: Adaptado de Malaquias, et al.; 2012.

Do ponto de vista molecular, a frequência de baixa estatura na SN é descrita como 73% em pacientes com mutações no gene *PTPN11*, 85% com *RAF1*, 84% com *KRAS* e 35% com *SOS1*.[8] Pacientes com as mutações *PTPN11* relacionadas a NSML são menos afetados pela baixa estatura, em uma frequência de 18%.[8] A coorte brasileira revelou que os pacientes com mutações *SHOC2*, seguidos por aqueles com mutações *RAF1*, eram mais baixos do que pacientes com mutações nos genes *BRAF, KRAS, PTPN11* e *SOS1*.[5]

MECANISMOS FISIOPATOLÓGICOS DO RETARDO DE CRESCIMENTO NA SÍNDROME DE NOONAN

O mecanismo fisiopatológico do retardo de crescimento na SN ainda não está completamente esclarecido. O papel do eixo GH-IGF-1 foi investigado por vários pesquisadores dada sua importância para o crescimento pós-natal normal. A secreção de GH estimulada ou espontânea é normal na maioria dos pacientes, embora um pequeno número possa mostrar uma resposta subnormal,[9] dependendo do ponto de corte considerado do pico de GH. Pacientes com SN e mutações no gene *SHOC2* apresentam características típicas da SN associadas a anormalidades ectodérmicas, cabelo esparso, fino e de crescimento lento na fase anágena (de produção do fio de cabelo) e deficiência de hormônio do crescimento (DHC).[10] O tratamento com rhGH leva a um aumento da taxa de crescimento e de normalização parcial dos níveis de IGF-1, mas sem o *catch-up growth* observado em crianças com DHC.[10]

Em razão das baixas concentrações de IGF-1, secreção de GH normal e resposta parcial ao tratamento com rhGH, uma das hipóteses mais estudadas como causa da baixa estatura na SN é a insensibilidade parcial ao GH.[3] É importante ressaltar que a maioria dos pacientes estudados carrega variantes patogênicas no gene *PTPN11*. Fisiologicamente, a proteína SHP-2, codificada pelo gene *PTPN11*, participa da desfosforilação da sinalização do GH e, consequentemente, resulta na regulação negativa da atividade do receptor de GH.[3] Dessa forma, a hiperatividade da SHP-2, observada nos pacientes com SN e mutações no gene *PTPN11*, pode resultar em defeito pós-receptor na ação do GH, justificando as concentrações de IGF-1 abaixo ou no limite inferior da normalidade.[3]

Independentemente do eixo GH-IGF-1, a via RAS/MAPK também exerce um efeito direto na placa de crescimento por meio de uma diminuição na proliferação de condrócitos e diferenciação terminal e síntese de matriz de cartilagem.[11] Conforme mencionado, mutações em genes relacionados à SN e outras RASopatias aumentam a ativação de ERK1/2[3] e podem resultar em prejuízo no crescimento da placa de crescimento, resultando em baixa estatura.

TERAPIA DE HORMÔNIO DE CRESCIMENTO HUMANO RECOMBINANTE (RHGH)

o tratamento com rhGH foi proposto para tratamento da baixa estatura em indivíduos com SN desde o final da década de 1980.[12] O tratamento foi aprovado pela agência reguladora americana *Food and Drug Administration* (FDA) desde 2007, na dose de 0,033 a 0,066 mg/kg/dia. Em 2020, a Agência Europeia de Medicamentos (EMA) aprovou o uso de rhGH para crianças com SN e baixa estatura.

Brasil, Israel, Filipinas, Japão, Coreia do Sul e Suíça também aprovaram o uso de rhGH para SN.[12]

Vários estudos clínicos e relatos de caso descreveram melhora da velocidade de crescimento em pacientes com SN tratados com rhGH durante um período de acompanhamento menor que 5 anos.[9] Estudos que avaliaram a altura quase adulta ou altura adulta[9,13-14] mostraram incremento de 0,6 a 1,7 no escore Z da altura adulta, de acordo com a população de referência.

A inibição farmacológica da via RAS/MAPK em células-alvo pode representar uma opção terapêutica para a baixa estatura na SN e um novo campo de pesquisa. Uma perspectiva de tratamento da baixa estatura da SN no futuro é o uso do análogo do peptídeo natriurético do tipo C (CNP). O CNP (ou NPPC) se liga ao receptor NPR-B nos condrócitos e é um potente estimulador do crescimento endocondral ao inibir a sinalização da via RAS/MAPK ativada pelo receptor de crescimento de fibroblasto tipo 3 (FGFR3).[17]

Recentemente foi iniciado o recrutamento de crianças com baixa estatura sindrômica para uso do análogo de CNP. O ensaio clínico está disponível na página ClinicalTrials.gov: https://www.clinicaltrials.gov/ct2/show/NCT04219007?term=-vosoritide&draw=2&rank=1.

EFEITOS ADVERSOS DA TERAPIA COM RHGH

Nos pacientes com SN e defeitos cardíacos ou função cardíaca anormal, é importante considerar os efeitos deletérios do rhGH na hipertrofia miocárdica. Estudos anteriores não indicaram piora da hipertrofia miocárdica em pacientes com SN tratados com rhGH.[9] No entanto, em poucos pacientes foram relatados eventos cardíacos durante a terapia com rhGH: hipertrofia biventricular aumentada; cardiomiopatia hipertrófica; e estenose aórtica supravalvar.[18] Em outro estudo, dois pacientes interromperam o tratamento devido à deterioração da função cardíaca: um paciente com variante patogênica no *RAF1* apresentou piora da miocardiopatia hipertrófica, e outro, com *SOS1*, apresentou aumento da regurgitação pulmonar.[14] Por essas razões, é recomendada a ecocardiografia basal e anual em todos os pacientes SN em tratamento com rhGH.

Outro ponto a considerar é o agravamento da escoliose durante a terapia com rhGH. A escoliose é frequente em pacientes com SN (30% a 54%)[19] e foi relatada como um efeito adverso associado à terapia com rhGH.[14,18] Por isso, evita-se iniciar terapia com rhGH em crianças com SN e escoliose grave. Recomenda-se triagem clínica e radiológica para detectar a piora da escoliose durante a terapia com rhGH.

Existe um risco pequeno, mas bem-estabelecido, de malignidade em indivíduos com SN. Os cânceres mais comuns na SN são o neuroblastoma, glioma de baixo grau, rabdomiossarcoma e leucemia aguda.[9] Pacientes com variantes patogênicas no gene *PTPN11* (principalmente códon 61 e a variante p.T73I) e no *KRAS* (particularmente a variante p.T58I) estão em risco de desenvolver distúrbios mieloproliferativos semelhante à leucemia mielomonocítica juvenil nos primeiros 5 anos de vida. Nenhuma vigilância de rotina é recomendada para outras mutações no gene *PTPN11* e *KRAS* e outros genes relacionados à SN.[20] Aconselham-se teste molecular para pesquisa de variantes patogênicas em todos os pacientes com diagnóstico clínico de SN e indicação de terapia com rhGH. Naqueles com mutações associadas a alto risco de distúrbios mieloproliferativos, recomenda-se que a decisão de tratamento com rhGH seja cuidadosamente discutida com os pais e que este só comece após a idade de 5 anos.

CONCLUSÃO

Desde a descoberta da causa molecular da SN, muito conhecimento foi acumulado sobre o papel da via de sinalização RAS/MAPK no crescimento linear dos pacientes afetados. No momento, a terapia com rhGH apresenta boa eficácia e segurança e é o tratamento de escolha para pacientes com SN e baixa estatura, mas outras opções terapêuticas podem ser consideradas no futuro.

REFERÊNCIAS

1. Yart A, Edouard T. Noonan syndrome: an update on growth and development. Curr Opin Endocrinol Diabetes Obes. 2018;25:67-73.
2. Malaquias AC, Ferreira LV, Souza SC, Arnhold IJ, Mendonça BB, Jorge AA. Noonan syndrome: from phenotype to growth hormone therapy. Arq Bras Endocrinol Metabol. 2008;52:800-8.
3. Malaquias AC, Jorge AA. Activation of the MAPK pathway (RASopathies) and partial growth hormone insensitivity. Mol Cell Endocrinol. 2021;519:111040.
4. Rauen KA. The RASopathies. Annu Rev Genomics Hum Genet. 2013;14:355-69.
5. Malaquias AC, Brasil AS, Pereira AC, Arnhold IJ, Mendonca BB, Bertola DR, et al. Growth standards of patients with Noonan and Noonan-like syndromes with mutations in the RAS/MAPK pathway. Am J Med Genet A. 2012;158A:2700-6.
6. Ranke MB, Heidemann P, Knupfer C, Enders H, Schmaltz AA, Bierich JR. Noonan syndrome: growth and clinical manifestations in 144 cases. Eur J Pediatr. 1988;148:220-7.
7. Witt DR, Keena BA, Hall JG, Allanson JE. Growth curves for height in Noonan syndrome. Clin Genet. 1986;30:150-3.
8. Cessans C, Ehlinger V, Arnaud C, Yart A, Capri Y, Barat P, et al. Growth patterns of patients with Noonan syndrome: correlation with age and genotype. Eur J Endocrinol. 2016;174:641-50.
9. Noonan JA, Kappelgaard AM. The efficacy and safety of growth hormone therapy in children with noonan syndrome: a review of the evidence. Horm Res Paediatr. 2015;83:157-66.
10. Mazzanti L, Tamburrino F, Scarano E, Perri A, Vestrucci B, Guidetti M, et al. GH Therapy and first final height data in Noonan-like syndrome with loose anagen hair (Mazzanti syndrome). Am J Med Genet A. 2013;161A:2756-61.
11. Vasques GA, Arnhold IJ, Jorge AA. Role of the natriuretic peptide system in normal growth and growth disorders. Horm Res Paediatr. 2014;82:222-9.
12. Giacomozzi C, Deodati A, Shaikh MG, Ahmed SF, Cianfarani S. The impact of growth hormone therapy on adult height in noonan syndrome: a systematic review. Horm Res Paediatr. 2015;83:167-76.
13. Tamburrino F, Gibertoni D, Rossi C, Scarano E, Perri A, Montanari F, et al. Response to long-term growth hormone therapy in patients affected by RASopathies and growth hormone deficiency: patterns of growth, puberty and final height data. Am J Med Genet A. 2015;167A:2786-94.
14. Malaquias AC, Noronha RM, Souza TT, Homma TK, Funari MF, Yamamoto GL, et al. Impact of growth hormone therapy on adult height in patients with PTPN11 mutations related to Noonan Syndrome. Horm Res Paediatr. 2019;91:252-61.
15. Şıklar Z, Genens M, Poyrazoğlu Ş, Baş F, Darendeliler F, Bundak R, et al. The growth characteristics of patients with Noonan Syndrome: results of three years of growth hormone treatment: a nationwide multicenter study. J Clin Res Pediatr Endocrinol. 2016;8:305-12.

16. Noordam C, Peer PG, Francois I, De Schepper J, Burgt I, Otten BJ. Long-term GH treatment improves adult height in children with Noonan syndrome with and without mutations in protein tyrosine phosphatase, non-receptor-type 11. Eur J Endocrinol. 2008;159:203-8.

17. Savarirayan R, Tofts L, Irving M, Wilcox W, Bacino CA, Hoover-Fong J, et al. Once-daily, subcutaneous vosoritide therapy in children with achondroplasia: a randomised, double-blind, phase 3, placebo-controlled, multicentre trial. Lancet. 2020;396:684-92.

18. Romano AA, Dana K, Bakker B, Davis DA, Hunold JJ, Jacobs J, et al. Growth response, near adult height, and patterns of growth and puberty in patients with noonan syndrome treated with growth hormone. J Clin Endocrinol Metab. 2009;94:2338-44.

19. Lee CK, Chang BS, Hong YM, Yang SW, Lee CS, Seo JB. Spinal deformities in Noonan syndrome: a clinical review of sixty cases. J Bone Joint Surg Am. 2001;83-A:1495-502.

20. Villani A, Greer MC, Kalish JM, Nakagawara A, Nathanson KL, Pajtler KW, et al. Recommendations for cancer surveillance in individuals with RASopathies and other rare genetic conditions with increased cancer risk. Clin Cancer Res. 2017;23:e83-90.

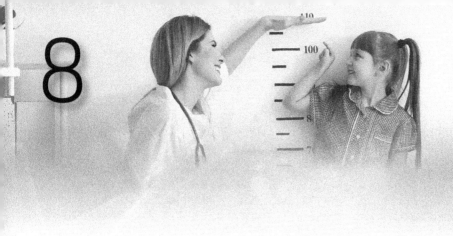

Síndrome de Prader-Willi

Ruth Rocha Franco | Simone Sakura Ito

INTRODUÇÃO

A síndrome de Prader-Willi (SPW) é uma enfermidade genética rara, desencadeada pela falta da expressão paterna dos genes do cromossomo 15q11.2-q13c,[1] sendo a principal causa de obesidade genética. Essa falha pode ser causada por deleção paterna em 65% a 75% dos casos, dissomia uniparental materna em 20% a 30% e defeito do centro de *imprinting* em 1% a 3%.[2] A síndrome ainda é, muitas vezes, subdiagnosticada e a prevalência estimada varia entre 1:10.000 e 1:30.000 nascidos vivos, sem predileção por raça ou sexo.[3]

DEFICIÊNCIA DE HORMÔNIO DE CRESCIMENTO NOS PACIENTES COM SÍNDROME DE PRADER-WILLI

Os pacientes com SPW podem desenvolver deficiência de hormônio de crescimento (DHC) em 40% a 100% dos casos.[4,5] A baixa estatura faz parte do fenótipo da síndrome, sendo a altura adulta de pacientes sem tratamento entre 155 e 160 cm no sexo masculino e entre 145 e 150 cm no feminino.

A fisiopatologia da DHC na SPW não está totalmente elucidada, mas o principal mecanismo decorre da disfunção hipotalâmica. Inicialmente, a secreção de GH está adequada, porém pode evoluir para DHC ao longo da vida.[6]

O tratamento com hormônio de crescimento humano recombinante (rhGH) em crianças com SPW foi aprovado pela agência reguladora Food and Drug Administration (FDA) dos Estados Unidos, no ano 2000 e, em 2001, pela European Medicine Agency. Atualmente, também é aprovado pela Agência Nacional de Vigilância Sanitária (Anvisa), no Brasil.

BENEFÍCIOS DO USO DO HORMÔNIO DE CRESCIMENTO HUMANO RECOMBINANTE

Os benefícios do tratamento com rhGH, nos pacientes com SPW, vão além do crescimento. Além do aumento na velocidade de crescimento, ele promove também melhora na composição corporal, com diminuição da massa gorda e aumento da massa muscular, com consequente aumento do metabolismo basal.[7] Foi evidenciada também a normalização do diâmetro do crânio, além da melhora da densidade mineral óssea, da dislipidemia e do desenvolvimento cognitivo, principalmente quando iniciado antes dos 2 anos de idade. O rhGH também melhora o rendimento físico e a qualidade de vida.[5,8] Existem vários benefícios em se iniciar o rhGH já na primeira infância, mas um dos principais é a melhora da hipotonia grave, que marca o 1° ano de vida da criança com SPW. Além disso, a melhora da hipotonia proporciona melhor sucção que, por sua vez, diminui a necessidade de dispositivos como sonda nasogástrica ou, até mesmo, uma gastrostomia.

DIAGNÓSTICO

O diagnóstico precoce é fundamental para melhorar a qualidade de vida e mudar o curso da doença, podendo reduzir a morbidade, em particular, a obesidade.

DIAGNÓSTICO CLÍNICO

As características clínicas que levam à suspeita da SPW dependem da idade do paciente (Quadro 8.1). O fenótipo é evolutivo desde o nascimento até a idade adulta. Muitas vezes, ao nascimento, as características da SPW ainda não estão muito evidentes.

Quadro 8.1 – Achados clínicos para indicar análise DNA

Idade	Achados clínicos
< 2 anos	Hipotonia e sucção débil
2 a 6 anos	Hipotonia com história de sucção débil
	Atraso global do desenvolvimento neuromotor
	Baixa estatura e/ou déficit de crescimento associado a ganho de peso
6 a 12 anos	Hipotonia com história de sucção débil (hipotonia frequentemente se mantém)
	Atraso global do desenvolvimento
	Alimentação excessiva (hiperfagia, obsessão por comida) com obesidade central, se não controlada
> 13 anos	Problemas cognitivos, usualmente retardo mental moderado a grave
	Alimentação excessiva (hiperfagia, obsessão por comida) com obesidade central, se não controlada
	Hipogonadismo hipotalâmico e/ou problemas comportamentais típicos (incluindo birras, comportamento obsessivo-compulsivo)

Fonte: Adaptado de Gunay-Aygun, et al.; 2001.

Durante a gestação, já se percebe a diminuição dos movimentos fetais. Existe maior probabilidade de o parto evoluir para cesárea devido à apresentação pélvica, assim como parto prematuro e baixo peso ao nascer. A característica marcante dos lactentes com SPW é a hipotonia. A maioria dos bebês necessita de alimentação via sonda nasogástrica ou gastrostomia.[9] Outros fenótipos: presença de lábio superior fino; olhos amendoados; acromicria (mãos e pés pequenos); e hipoplasia genital. Embora os critérios clínicos sejam precisos, o teste genético deve ser sempre realizado.[10] O teste genético também deve ser considerado em adolescentes e adultos com um fenótipo menos marcante, mas com problemas comportamentais e psicológicos, além da hiperfagia, obesidade e maturação sexual atrasada ou incompleta.

Diagnóstico molecular

Existem vários métodos para confirmação diagnóstica da SPW e do subtipo genético com diferentes sensibilidades e especificidades: análise de metilação do DNA do gene SNRPN, análise cromossômica de alta resolução, análise de hibridização *in situ* com fluorescência-FISH; genotipagem de marcadores polimórficos do cromossomo 15; *methylation-specific – multiplex ligation-dependent probe amplification* (MS-MLPA) e microarranjos (ou *microarray*) de polimorfismo de nucleotídeo único (SNP) cromossômicos de alta resolução.

Contudo, o primeiro exame sugerido no momento da suspeita é o teste de metilação.[12,13] Esse teste é mais comumente feito usando metilação do DNA no lócus SNURF-SNRPN e consegue detectar mais de 99% dos casos. Apesar das suas altas sensibilidade e especificidade, o teste não consegue diferenciar os subtipos genéticos, o que torna necessária a investigação subsequente com outros métodos para aconselhamento genético.[14]

A Associação Brasileira da Síndrome de Prader-Willi (SPW Brasil) e o Instituto Nacional de Saúde da Mulher, da Criança e do Adolescente Fernandes Figueira da Fundação Osvaldo Cruz (IFF/Fiocruz) oferecem o exame molecular gratuito para pacientes com suspeitas clínicas da síndrome de Prader-Willi. O IFF/Fiocruz é referência no diagnóstico das síndromes de Prader-Willi e Angelman (para mais informações, acessar: https://www.spwbrasil.com.br/diagnostico-molecular-na-spw).

Tratamento

IDADE DE INÍCIO DO HORMÔNIO DE CRESCIMENTO HUMANO RECOMBINANTE

Não existe consenso sobre a idade de início do rhGH, embora a maioria dos autores concorde que os benefícios do tratamento são maiores antes do aparecimento da obesidade que, em geral, ocorre por volta de 2 anos de idade.

Inúmeros estudos demonstram benefícios na cognição e desenvolvimento motor quando a somatropina é iniciada antes dos 12 meses de vida. Recentemente, alguns autores sugerem iniciar o tratamento a partir de 4 a 6 meses.[15-17] Dessa forma, a terapia deve ser iniciada na infância ou no momento do diagnóstico; o mais cedo possível.

Exames iniciais pré-tratamento com rhGH

Os testes de estímulo não são necessários para iniciar o tratamento com rhGH uma vez que existem benefícios do rhGH também em pacientes com SPW sem DHC. A não realização do teste é uma boa opção principalmente no caso de lactentes que não alcançaram o peso mínimo para realização desses testes. Contudo, a avaliação do IGF-1/IGFBP-3 deve ser realizada como parâmetro inicial; assim como os hormônios hipofisários TSH e ACTH. Essa avaliação inicial pré--tratamento é recomendada para descartar outras alterações hormonais hipotalâmicas e garantir a segurança do tratamento.

A maioria das diretrizes indica a realização de polissonografia antes do início do tratamento com rhGH, porém, devido a dificuldades técnicas e poucos locais que realizam de rotina a polissonografia em crianças, uma avaliação por otorrinolaringologista para hipertrofia de tonsilas palatinas (amígdalas) e tonsila faríngea (adenoide) pode ajudar na segurança no início do rhGH. Em alguns casos, a realização de polissonografia se faz necessária pelos riscos de intensificação de apneia obstrutiva do sono (AOS) como obesidade (índice de massa corporal (IMC) acima do escore Z +2 (ou > 2DP), idade acima de 5 anos, respiradores bucais ou crianças com sintomas sugestivos de AOS. Os estudos não evidenciam uma correlação entre a terapia com rhGH e o desenvolvimento de escoliose, mas recomenda-se um acompanhamento atento, por sua alta prevalência na SPW, especialmente durante a puberdade, quando os indivíduos apresentam uma taxa de crescimento mais acelerada. Desse modo, uma avaliação ortopédica prévia também é recomendada, principalmente se a criança já apresenta escoliose.

Critérios de exclusão

O rhGH está contraindicado nas seguintes situações: doença aguda grave; obesidade grave; diabetes *mellitus* não controlado; apneia obstrutiva do sono moderado (índice de apneia/hipopneia > 15 eventos/hora); doenças proliferativas em atividade; hipersensibilidade ao produto; e psicose.[18]

Dose preconizada

O tratamento com somatropina deve ser iniciado com dose inicial de 0,5 mg/m^2/dia de forma subcutânea diária, necessitando de ajuste conforme valores de IGF-1 e IGF-1 livre, colocando-se como meta valores próximos de 1 mg/m^2/dia (0,035 mg/kg/dia ou 0,245 mg/kg/semana) num período de 3 a 6 meses (1 mg = 3 UI).[18] A dose deve ser individualizada à medida que a criança cresce e o monitoramento da velocidade de crescimento, da circunferência da cabeça e do IGF1 sérico é importante para evitar o tratamento excessivo.

Exames de controle durante tratamento

O monitoramento do tratamento deve ser feito regularmente a fim de se conseguir o correto ajuste de doses e prevenirem-se efeitos indesejáveis. Os exames laboratoriais necessários são:

- IGF-1, IGFBP-3 (semestral ou a cada mudança de dose);
- TSH, T4 livre (anual);
- Polissonografia 3 a 6 meses após o início da terapia e anualmente depois;
- Glicemia de jejum (anual) e hemoglobina glicada a cada 6 meses, se a criança tem idade maior que 10 anos e apresenta obesidade, a fim de rastrear diabetes *mellitus* tipo 2.

Conclusão

O tratamento com rhGH é eficaz e seguro em crianças com SPW. O início precoce, em combinação com um estilo de vida saudável, torna possível mudar o curso clínico da SPW, com melhora do crescimento linear, da massa muscular, da força motora e do controle respiratório, prevenindo a obesidade e aumentando a sobrevida.

A Associação Brasileira de Síndrome de Prader-Willi alerta que, para alcançar o seu potencial máximo, o bebê ou a criança com SPW precisa, idealmente, do acompanhamento de médicos com experiência na síndrome e de uma equipe multidisciplinar, pois a necessidade constante de restrição alimentar e de lidar com os problemas de comportamento pode ser muito estressante para a família. Cirurgias bariátricas não atuam na falta de saciedade ocasionada pela síndrome, não sendo, portanto, uma indicação na SPW.[19]

Referências

1. Cassidy SB, Schwartz S, Miller JL, Driscoll DJ. Prader-Willi syndrome. Genet Med. 2012;14:10- 26.
2. Pagon RA, Adam MP, Ardinger HH, Wallace SE, Amemiya A, Bean LJ, et al. GeneReviews [internet]. Seattle (WA): University of Washington, Seattle; 1993-2016.
3. Cassid SB, Schwartz S, Miller JL, Driscoll DJ. Prader-Willi syndrome. Genet Med. 2012;14:10- 26.
4. Burman P, Ritzen EM, Lindgren AC. Endocrine dysfunction in Prader-Willi syndrome: a review with special reference to GH. Endocr Rev. 2001;22:787-99
5. Bakker NE, Lindberg A, Heissler J, Wollmann HA, Camacho-Hübner C, Hokken-Koelega AC; KIGS Steering Committee. Growth hormone treatment in children with Prader-Willi syndrome: three years of longitudinal data in prepubertal children and adult height data from the KIGS database. J Clin Endocrinol Metab. 2017;102:1702-11.
6. Cohen M, Harrington J, Narang I, Hamilton J. Growth hormone secretion decreases with age in paediatric Prader Willi Syndrome. Clin Endocrinol (Oxf). 2015;83:212-5.
7. Alves C, Franco RR. Prader-Willi syndrome: endocrine manifestations and management. Arch Endocrinol Metab. 2020;64:223-34.
8. Tauber M, Cutfeld W. KIGS highlights: growth hormone treatment in Prader Willi syndrome. Horm Res. 2007;68 Suppl 5:48-50.
9. Singh P, Mahmoud R, Gold JA, Tamura RN, Miller JL, Butler MG, et al. Perinatal complications associated with Prader-Willi syndrome (PWS) – comparison to the general population and among the different genetic subtypes. Pediatrics. 2018;142:230.
10. Whittington J, Holland A, Butler JV, Boer H, Webb T, Clarke DJ. Relationship between clinical and genetic diagnosis of Prader-Willi syndrome. J Med Genet. 2002;39:926-32.

11. Gunay-Aygun M, Schwartz S, Heeger S, O'Riordan MA, Cassidy SB. The changing purpose of Prader-Willi syndrome clinical diagnostic criteria and proposed revised criteria. Pediatrics 2001;108(5):E92. Disponível em: https://pediatrics.aappublications.org/content/108/5/e92.long. Acesso em 24/03/2021.

12. Beygo J, Buiting K, Ramsden SC, Ellis R, Clayton-Smith J, Kanber D. Update of the EMQN/ACGS best practice guidelines for molecular analysis of Prader-Willi and Angelman syndromes. Eur J Hum Genet. 2019;27:1326-40.

13. Goldstone AP, Holland AJ, Hauffa BP, Hokken-Koelega AC, Tauber M. Recommendations for the diagnosis and management of Prader-Willi syndrome. J Clin Endocrinol Metab. 2008;93:4183-97.

14. Hokken-Koelega A, Lely AJ, Hauffa B, Häusler G, Johannsson G, Maghnie M, et al. Bridging the gap: metabolic and endocrine care of patients during transition. Endocr Connect. 2016;5:R44-54.

15. Duivenvoorden HJ, Hokken-Koelega AC. Mental and motor development before and during growth hormone treatment in infant sand toddlers with Prader Willi syndrome. Clin Endocrinol (Oxf). 2008;68:919-26.

16. Myers SE, Whitman BY, Carrel AL, Moerchen V, Bekx MT, Allen DB. Two years of growth hormone therapy in young children with Prader-Willi syndrome: physical and neurodevelopmental benefits. Am J Med Genet A. 2007;143A:443-8.

17. Tauber M. Recommendations for the diagnosis and management of Prader-Willi syndrome. J Clin Endocrinol Metab. 2008;93:4183-97.

18. Deal CL, Tony M, Höybye C, Allen DB, Tauber M, Christiansen JS. Growth hormone in Prader-Willi syndrome. Clinical care guidelines workshop participants. Growth hormone research society workshop summary: consensus guidelines for recombinant human growth hormone therapy in Prader-Willi syndrome. J Clin Endocrinol Metab. 2013;98:E1072-87.

19. Associação Brasileira da Síndrome de Prader-Willi. Guia básico da síndrome de Prader-Willi para médicos e demais profissionais da saúde. Disponível em: chrome-extension://efaidnbmnnnibpcajpcglclefindmkaj/https://www.sbp.com.br/fileadmin/user_upload/Sindrome_de_Prader-Willi_-_Guia_basico_para_medicos_e_profissionais_de_saude.pdf. Acesso em 16/02/2024.

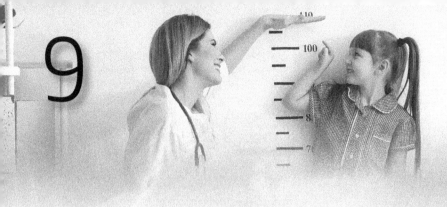

Pacientes com Doença Renal Crônica

Olberes Vitor Braga de Andrade | Laura de Freitas Pires Cudizio | Matheus Alves Alvares

Introdução

A doença renal crônica (DRC) se caracteriza pela evidência de anormalidades estruturais e/ou funcionais irreversíveis do parênquima renal por pelo menos 3 meses, com ou sem decréscimo da taxa de filtração glomerular (TFG), habitualmente estabelecida pelo *clearance* de creatinina.[1-3] Trata-se de uma síndrome com perda progressiva da função renal, com lesão dos néfrons e nos túbulos e interstício renal e que pode progredir gradualmente para falência crônica dos rins.

A verdadeira incidência da DRC na infância não é conhecida, sendo os dados limitados, principalmente no que se refere aos seus estágios iniciais. Além da variabilidade dos critérios utilizados, grande parte dos estudos se refere aos pacientes sob terapia dialítica. Estimativas internacionais sugerem uma variação da incidência entre dois e 16 pacientes por milhão na população pediátrica por ano, dependendo de fatores geográficos e recursos locais, sendo eses valores, provavelmente, subestimados.[4,5] Não há registros precisos sobre dados epidemiológicos de crianças e adolescentes com diagnóstico de DRC no Brasil. Em estudo publicado em 2015, utilizando-se uma amostra representativa de centros de diálise do Censo da Sociedade Brasileira de Nefrologia de 2011, estimou-se que 1.283 pacientes pediátricos estariam em tratamento dialítico para DRC, o que resultou numa incidência de 6,6 casos/milhão de pacientes com menos de 19 anos de idade/ano e prevalência de 20 casos/milhão de pacientes com menos de 19 anos de idade. Observou-se um maior número de casos registrados nas regiões Sul e Sudeste, porém essa diferença pode ser consequência de questões socioeconômicas e de maior acesso aos centros especializados nessas regiões.[6]

A baixa estatura secundária associada à DRC é uma das indicações para tratamento com hormônio de crescimento humano recombinante (rhGH).[7-9] Em 2006, em revisão americana, mais de 36% das crianças com DRC apresentavam comprometimento estatural.[10] Em estudo de 2007, no Reino Unido, 41% dos pacientes em diálise e 29% dos pacientes transplantados renais apresentaram estatura abaixo do terceiro percentil.[11]

DEFINIÇÃO E DIAGNÓSTICO

Os critérios e as diretrizes para o diagnóstico de DRC foram aplicados e aprimorados progressivamente, sendo definidos tanto pela presença da lesão renal como pela perda crônica da função renal. A DRC se estabelece quando se evidencia ao menos uma das seguintes condições por um período maior de 3 meses:[1-3]

1. TFG < 60 mL/min/1,73m² com ou sem a presença de lesão renal.

2. TFG > 60 mL/min/1,73m² com evidência de anormalidades irreversíveis estruturais e/ou funcionais do parênquima renal com ou sem decréscimo da TFG, manifestada por um ou mais dos seguintes critérios:

   a. anormalidades histopatológicas (p. ex., biópsia renal);

   b. evidência de alterações de marcadores de lesão renal, incluindo anormalidades da composição sanguínea e/ou urinária (p. ex., biomarcadores de função renal, alterações do sedimento urinário, desordens tubulares, proteinúria e albuminúria) ou anormalidades em exames de imagem.

É importante lembrar que os critérios mencionados não se aplicam em neonatos e crianças de até 2 anos, cujos valores de normalidade da TFG situam-se abaixo de 60 mL/min/1,73m².[1,12] Para essas crianças, alguns autores utilizam a TFG média ajustada para a faixa etária.[12] Após os dois anos, a TFG normal, ajustada para a superfície corpórea, é comparável aos valores obtidos em adultos.

A DRC é tradicionalmente estratificada em cinco estágios, de acordo com a intensidade da perda da função renal, estabelecida pela TFG (Quadro 9.1). Independentemente da etiologia, a maioria dos pacientes apresenta sintomatologia após o estágio 3. Em pacientes com estágio 5, em geral, indica-se a terapia de substituição renal (TSR) ou o transplante renal.[5,13,14] Essa classificação, além da descrição do grau de perda da função renal, também se correlaciona a sugestões de planos de ação e a prognóstico da perda da função renal.

A causa mais comum de DRC em Pediatria é representada por anomalias congênitas do rim e do trato urinário, também conhecidas pelo acrônimo CAKUT (*congenital anomalies of the kidney and urinary tract*), incluindo a hipoplasia renal/displasia renal e as uropatias obstrutivas.[13] As CAKUT e as nefropatias congênitas são comuns em crianças mais novas, correspondendo a cerca de dois terços dos casos, embora as doenças glomerulares (representadas principalmente pela glomeruloesclerose segmentar e focal) se tornem mais prevalentes com o aumento da idade, principalmente, após a segunda década de vida.[4,5]

Quadro 9.1 – Classificação e estágios da doença renal crônica

Estágios Categorias	TFG *	Descrição	Características, planos de ação e estratégias adicionais
1	≥ 90	Lesão renal com TFG normal ou ↑	• Reconhecimento da doença renal parenquimatosa/funcional e monitoramento e tratamento da doença primária e das comorbidades potencialmente associadas • Prevenção e redução da progressão da doença renal e do risco cardiovascular
2	60 a 89	Lesão renal com ↓ leve da TFG	• Habitualmente assintomática • Anormalidades bioquímicas eventuais • Estimativa da progressão da DRC
3	45 a 59	3A. Lesão renal com ↓ leve a moderada da TFG	• Déficit de crescimento e anorexia • Anormalidades bioquímicas e anemia
3	30 a 44	3B. Lesão renal com ↓ moderada a grave da TFG	• Avaliação e tratamento das complicações
4	15 a 29	Lesão renal com ↓ grave da TFG	• Sintomatologia mais grave • Preparação para TSR e transplante renal
5	<15 ou TSR	Doença renal crônica terminal	• TSR pode estar estabelecida (uremia ou outras indicações) • Programação para transplante renal

* TFG: taxa de filtração glomerular (em mL/min/1,73m^2).

TSR: terapia de substituição renal.

Fonte: Adaptado de National Kidney Foundation, 2002; Hogg, et al., 2003; KDIGO, 2013.

Os principais mecanismos relacionados com o retardo do crescimento na DRC estão descritos no Quadro 9.2. O comprometimento do crescimento nesses pacientes pode ocorrer em todos os estágios da DRC e é multifatorial. A redução da velocidade de crescimento tende a ser mais importante conforme o estágio mais avançado da doença, porém em até 20% dos pacientes com comprometimento leve da TFG pode haver perda significativa de estatura.[10] Entre os fatores que se correlacionam a maior influência, destacam-se a gravidade da DRC e a idade mais precoce do início do comprometimento renal.[15]

Crianças com CAKUT, nefropatias congênitas ou portadores de síndromes genéticas são particularmente afetadas porque o crescimento nos primeiros 2 anos de vida é mais rápido do que em qualquer outro período, sendo dependente principalmente da nutrição, o que apresenta grandes desafios e limitações no lactente.[14]

Quadro 9.2 – Fatores relacionados com o retardo do crescimento na DRC

Fatores genéticos

- Síndromes e doenças genéticas
- Estatura dos pais
- Gênero (> sexo masculino)

Fatores relacionados ao crescimento

- Prematuridade
- Pequeno para idade gestacional
- Necessidade de cuidados em UTI

Idade de início da DRC

Intensidade da gravidade da DRC

Função renal residual dos pacientes em diálise

Comorbidades

- Cardiopatias
- Doenças gastrointestinais
- Hepatopatias
- Neuropatias

Anemia

Distúrbio mineral e ósseo da DRC

Medicamentos

- Corticosteroides
- Imunossupressores

Desnutrição proteico-calórica e caquexia

- Anorexia, vômitos, disgeusia
- Restrições dietéticas
- Perdas proteicas do dialisato
- Infecções
- Inflamação e produção de citoquinas inflamatórias
- Uremia
- Estresse oxidativo

Distúrbios e disfunções hormonais

- Eixo dos hormônios somatotrópicos
- Eixo dos hormônios gonadotrópicos
- Distúrbios do metabolismo da vitamina D e PTH
- Distúrbios dos hormônios e péptides gastrointestinais

Fonte: Adaptado de Drube, et al.; 2019.

O crescimento também pode ser adversamente afetado na época da puberdade e os pacientes podem manifestar atraso no início dessa fase e comprometimento da velocidade de crescimento durante o estirão puberal.

O uso de glicocorticoides para o controle da doença de base, as alterações de eletrólitos, acidose metabólica, doença renal óssea e a desnutrição são fatores que podem ser modificados. No entanto, é bem documentado o comprometimento no eixo GH-sistema IGF (hormônio de crescimento – fatores de crescimento insulina-símile, do inglês: *insulin-like growth factors*), mesmo quando há tratamento adequado de todas as outras condições.[16]

O transplante renal bem-sucedido pode normalizar o crescimento em algumas crianças, especialmente as mais jovens, mas esse efeito pode ser neutralizado pela corticosteroideterapia usada como imunossupressão.[17] Nesses casos, quando a estatura é comprometida ou a velocidade de crescimento não apresenta recuperação 1 ano após o transplante, pode ser utilizado o rhGH mesmo em uso de corticosteroideterapia.[9]

Uma vez constatada a baixa estatura (abaixo do escore Z de estatura para a idade -1,88 DP) para idade e sexo, ou estatura adequada para sexo e idade, mas com mais de 2 DP abaixo da curva do canal familiar associada à velocidade de crescimento persistentemente baixa, deve-se buscar alcançar o bom controle metabólico e nutricional. Quando não há melhora na velocidade de crescimento, é indicado tratamento com rhGH.[16] Uma vez que o comprometimento da velocidade de crescimento (velocidade de crescimento abaixo do percentil 25 para o sexo e estadiamento puberal) pode se manifestar antes do comprometimento estatural, quando constatada baixa velocidade de crescimento em um intervalo de 6 meses, pode ser indicado tratamento com rhGH em crianças com estatura abaixo do percentil 20.[9]

Abordagem geral e racionalidade terapêutica

Antes de se considerar o tratamento com rhGH, é importante buscar um tratamento adequado da desnutrição, além do controle adequado da anemia, da acidose metabólica, dos distúrbios eletrolíticos (p. ex., hiponatremia, hipocalemia, hipofosfatemia, hiperfosfatemia etc.) e do distúrbio mineral ósseo da doença renal crônica (DMO-DRC).[15] Lembrar que a anorexia e a desnutrição calorico-proteica são frequentes em pacientes com DRC em consequência da uremia, alterações do paladar, náuseas e vômitos, entre outros fatores.[7,15] A obesidade associada à utilização de corticosteroideterapia, síndrome metabólica e após o transplante renal também constitui um fator associado.[15]

Na DRC, há o conceito da existência de um distúrbio homeostático em vários níveis do sistema GH-sistema IGF, amparados pela deficiência acentuada da síntese de IGF-1 e comprometimento de sua ação nos tecidos periféricos. É descrita a elevação dos níveis de GH devido à redução do *clearance* metabólico, mas também a redução na pulsatilidade do GH e resistência periférica à ação do GH secundárias à acidose metabólica e à uremia.[7,16,17]

Dessa forma, a indicação de tratamento com rhGH dispensa a realização de testes de estímulo habitualmente solicitados para pacientes com suspeita de deficiência de hormônio de crescimento, uma vez que a indicação de tratamento na DRC tem como objetivo uma dose suprafisiológica de GH, que supere a menor atividade do IGF1 e restabeleça o equilíbrio da relação entre os níveis de IGF-1 e IGFBP-3, que é comprometido na DRC.[9,17]

Tratamento

o tratamento com rhGH é bem-estabelecido para melhorar a estatura final em crianças com DRC. O objetivo do tratamento é atingir a estatura adulta dentro do alvo familiar.[8,11,18]

Uma vez definida a baixa estatura e realizado o tratamento adequado da acidose, da hipofosfatemia, dos distúrbios do metabolismo ósseo e da desnutrição, se não houver recuperação da velocidade de crescimento após 3 a 6 meses, deve ser considerado tratamento com rhGH.

No consenso multidisciplinar europeu de 2019 sobre o uso de rhGH em crianças com DRC, recomenda-se considerar o tratamento para crianças após os 6 meses de vida com DRC estágio 3 a 5 ou em tratamento com diálise naquelas que apresentem baixa estatura (inferior ao percentil 3 para o sexo e a idade) e baixa velocidade de crescimento (inferior ao percentil 25 para o sexo e a idade). Uma vez que o tratamento da doença renal de base já tenha sido estabelecido e o suporte nutricional esteja adequado às diretrizes da *Kidney Disease Outcomes Quality Initiative* (KDOQI) pelo National Kidney Foundation (NKF), após 3 meses das intervenções sem *catch-up* de crescimento, o uso do rhGH poderia ser considerado. Uma criança com estatura abaixo do percentil 10 associada à baixa velocidade de crescimento também poderia ser candidata ao tratamento com rhGH. O tratamento com rhGH permitiria que a criança alcançasse crescimento adequado para ser submetida ao transplante renal mais precocemente, levando a menor comprometimento estatural nos dois primeiros anos de vida.[9,17]

Posologia

A dose de tratamento com rhGH para crianças com baixa estatura e DRC é 0,15 UI/kg/dia (0,05 mg/kg/dia). Essa dose deve ser ajustada de acordo com a resposta terapêutica, avaliada com a melhora da velocidade de crescimento e do escore Z de estatura para a idade. Antes do início do tratamento, é recomendada a realização de exame de fundo de olho.[9] Trimestralmente ,devem ser avaliados a estatura, o peso, o estadiamento puberal, o estado nutricional, distúrbios acidobásicos e eletrólitos e o perfil metabólico ósseo. Anualmente, deve-se reavaliar a idade óssea. A boa resposta ao tratamento é demonstrada com aumento da velocidade de crescimento em pelo menos 2 cm/ano a mais do que a criança crescia antes do início do tratamento.[7,9]

Como alguns pacientes após o transplante podem retomar o crescimento normal, muitos autores sugerem a suspensão do tratamento com rhGH por um ano após o transplante e, se necessário, a reintrodução do tratamento caso a velocidade de crescimento seja insuficiente após esse período.[10,11,15]

Orientações de seguimento

Assim como em crianças com baixa estatura tratadas com rhGH, a boa resposta da velocidade de crescimento no 1º ano de tratamento e a duração do tratamento são associadas com a melhor resposta na estatura final.[17] Pode-se esperar um ganho de até 7,2 cm na estatura final após dois a cinco anos de tratamento com rhGH.[9]

O início do tratamento deve ser discutido com a família, uma vez que o uso diário de injeções subcutâneas pode ser desconfortável para alguns pacientes, mesmo quando há descontentamento com a estatura. Deve ser ponderada a indicação em caso de crianças com mobilidade reduzida e doenças renais por síndromes genéticas.[9]

Contraindicações

O tratamento com rhGH é contraindicado em pacientes com hiperparatireoidismo secundário grave não controlado (PTH > 500 pg/mL); retinopatia diabética proliferativa e doença maligna em atividade.[9]

Não há indicação de tratamento com rhGH para pacientes que já atingiram sua estatura final (fechamento das epífises na radiografia para avaliar a idade óssea).[9] É importante ter atenção ao estadiamento puberal e à idade óssea ao início do tratamento, pois, como a puberdade pode estar atrasada, muitos pacientes ainda apresentam crescimento em idades cronológicas mais avançadas.[17]

O tratamento deve ser suspenso nas seguintes situações:

a. quando o paciente atingir a estatura-alvo (calculada de acordo com a estatura dos pais);

b. quando a velocidade de crescimento for menor que 2 cm/ano;

c. quando a idade óssea evidenciar epífises fechadas;

d. se for constatado hiperparatireoidismo grave (de acordo com o estágio da DRC);

e. se o paciente apresentar reações adversas ao rhGH ou falta de aderência ao tratamento;

f. se não houver aumento na velocidade de crescimento após 6 meses de tratamento.[7,9]

Segurança

Não há descrição de maior incidência de efeitos adversos nos pacientes com DRC tratados com rhGH, tais como neoplasia, epifisiólise, necrose avascular, intolerância à glicose, pancreatite, hipervolemia ou rejeição aguda do enxerto em transplantados.[15,19]

Os estudos que avaliaram ganho de estatura final após tratamento com rhGH em pacientes com DRC mostraram resultados positivos quanto ao incremento na estatura final. A idade do início da puberdade pode interferir no ganho estatural, sendo que o atraso no início da puberdade foi relacionado a menor estatura final.[20]

Fatores preditores de melhor resposta são:

- início do tratamento em idades precoces;
- estatura-alvo mais baixa (ver Capítulo 1);

- maior *déficit* estatural com relação à estatura alvo;
- atraso de idade óssea e baixa velocidade de crescimento ao início do tratamento.

EFEITOS ADVERSOS

Hipertensão intracraniana benigna pode ser raramente observada, denotando a importância do controle da fundoscopia. Entretanto, essa condição também é observada em pacientes com DRC sob tratamento conservador, diálise ou transplantados.[19]

CONCLUSÃO

é bem-estabelecida a indicação de tratamento com rhGH para crianças com diagnóstico de DRC quando evidenciado comprometimento estatural e de crescimento.

Não é necessária a realização de testes de estímulo para secreção de hormônio de crescimento para indicar o tratamento, pois o diagnóstico de doença renal crônica associada à baixa estatura ou baixa velocidade de crescimento é suficiente.

A dose de tratamento deve ser superior à utilizada habitualmente para deficiência de hormônio de crescimento, sendo a dose sugerida 0,15 UI/kg/dia (0,05 mg/kg/dia).

É importante que a abordagem adequada das comorbidades e dos fatores relacionados com o retardo do crescimento na DRC sejam aplicados e corrigidos. Entre as estratégias terapêuticas primárias, lembramos a correção dos distúrbios metabólicos, da anemia, do DMO-DRC e do suporte nutricional e a condução dialítica adequada. A abordagem multidisciplinar, incluindo o trabalho conjunto de endocrinologista com nefrologista pediátricos, direciona para que o tratamento com o rhGH seja bem-indicado e resulte em eficácia terapêutica nessa enfermidade.

REFERÊNCIAS

1. National Kidney Foundation. K/DOQI clinical practice guidelines for chronic kidney disease: evaluation, classification, and stratification. Am J Kidney Dis. 2002;39 Suppl 1:S1-266.

2. Hogg RJ, Furth S, Lemley KV, Portman R, Schwartz GJ, Coresh J, et al. National Kidney Foundation's Kidney Disease Outcomes Quality Initiative. Clinical practice guidelines for chronic kidney disease in children and adolescents: evaluation, classification, and stratification. Pediatrics. 2003;111:1416-21.

3. KDIGO 2012. Clinical practice guidelines for the evaluation and management of chronic kidney disease. Definition and classification of CKD. Kidney Int Suppl,2013;3:19-62.

4. Van Stralen KJ, Harambat J, Clayton P, Craig JC. Demographics of CKD and ESRD in Children. In: Geary DF, Schaefer F, editors. Pediatric Kidney Disease. 2. ed. 2016. p. 1385-97.

5. Mistry K. Chronic kidney Disease. In: Kher KK, Schnaper HW, Greenbaum LA (eds.). Clinical Pediatric Nephrology. 3. ed. 2017. p. 601-26.

6. Konstantyner T, Sesso R, De Camargo MF, De Santis Feltran L, Koch-Nogueira PC. Pediatric chronic dialysis in Brazil: epidemiology and regional inequalities. PLoS One. 2015;10:1-15.

7. Oliveira JC, Siviero-Miachon AA, Spinola-Castro AM, Belangero VM, Guerra G. Short stature in chronic kidney disease: physiopathology and treatment with growth hormone. Arq Bras Endocrinol Metabol. 2008;52:783-91.

8. Kirk J. Indications for growth hormone therapy in children. Arch Dis Child. 2012;97:63---8.

9. Drube J, Wan M, Bonthuis M, Wühl E, Bacchetta J, Santos F, et al. Clinical practice recommendations for growth hormone treatment in children with chronic kidney disease. Nat Rev Nephrol. 2019;15:577-89.

10. Seikaly MG, Salhab N, Gipson D, Yiu V, Stablein D. Stature in children with chronic kidney disease: Analysis of NAPRTCS database. Pediatr Nephrol. 2006;21:793-9.

11. Lewis M, Shaw J, Reid C, Evans J, Webb N, Verrier-Jones K. Growth in children with established renal failure – a registry analysis. Nephrol Dial Transplant. 2007;22 Suppl7:176-80.

12. Zaritsky JJ, Warady BA. Chronic kidney disease in the neonate. Clin Perinatol. 2014 Sep;41:503-15.

13. Chadha V, Warady BA. Epidemiology of pediatric chronic kidney disease. Adv Chronic Kidney Dis. 2005;12:343-52.

14. Rees L, Bockenhauer D, Webb NJ, Puunaro MG. Pediatric Nephrology. Oxford Specialist Handbook in Paediatrics. 3. ed. 2019.

15. Haffner D, Rees L. Growth and Puberty in Chronic Kidney Disease. In: Geary DF, Schaefer F (eds.). Pediatric Kidney Disease. 2. ed. 2016. p. 1425-54.

16. Oliveira JC, Neto FA, Morcillo AM, Oliveira LC, Belangero VM. Neto BG, et al. Insuficiência renal crônica e hormônio de crescimento: efeitos no eixo GH-IGF e na leptina. Arq Bras Endocrinol Metab. 2005;49:964-70.

17. Rees L. Growth hormone therapy in children with CKD after more than two decades of practice. Pediatr Nephrol. 2016;31:1421-35.

18. Adamczuk D, Leszczynska B, Skrzypczyk P, Turczyn A, Antonowicz A, Majcher A, et al. Twenty years of growth hormone treatment in dialyzed children in Poland – results of national multicenter study. Adv Med Sci. 2019;64:90-9.

19. Fine RN, Ho M, Tejani A, Blethen S. Adverse events with rhGH treatment of patients with chronic renal insufficiency and end-stage renal disease. J Pediatr. 2003;142:539-45.

20. Nissel R, Lindberg A, Mehls O, Haffner D. Pfizer International Growth Database (KIGS) International Board Factors predicting the near-final height in growth hormone-treated children and adolescents with chronic kidney disease. J Clin Endocrinol Metab. 2008;93:1359-65.

10

Uso de rhGH ou de Hormônio do Crescimento Humano Recombinante em Pacientes Sobreviventes de Câncer – Os Benefícios Superam os Riscos?

Angela Maria Spinola e Castro | Adriana Aparecida Siviero Miachon

INTRODUÇÃO

O número de pacientes que sobrevivem mais de 5 anos após tratamento de câncer na infância tem aumentado de forma significativa, especialmente devido à evolução do conhecimento e da tecnologia, das terapias mais efetivas e dos melhores cuidados com a doença e suas intercorrências, o que ocorreu nas últimas três décadas. Uma das principais consequências tem sido o desenvolvimento, por parte dessa população, de sequelas relacionadas à doença de base e aos efeitos dos tratamentos cirúrgicos, quimioterápicos (QT) ou radioterápicos (RT) realizados. Entre essas alterações, denominadas "efeitos tardios", as endocrinopatias são as complicações com maior prevalência, principalmente a deficiência de hormônio do crescimento (GH).[1,2]

O USO DO HORMÔNIO DO CRESCIMENTO CAUSA CÂNCER?

Essa pergunta foi feita, inicialmente, há mais de 30 anos, quando pacientes em tratamento com GH proveniente de hipófises humanas foram diagnosticados com leucemia linfocítica aguda (LLA). Apesar da comprovação de que a doença se manifestou antes do início do tratamento, ou seja, sem relação com a terapia de reposição hormonal, esse questionamento ainda tem sido objeto de pesquisas.[3-7] Na prática, a frequência aumentada de câncer em pacientes com acromegalia tem colaborado com a hipótese de o GH ter um papel na carcinogênese.[3] No entanto, essa associação não tem se confirmado em vários estudos subsequentes realizados em pacientes tratados com hormônio do crescimento humano recombinante (rhGH). Apesar de as evidências não indicarem aumento no risco de câncer na população tratada com rhGH, esse e muitos outros mitos ainda geram especulação sobre os possíveis efeitos colaterais do seu uso.[3,4]

Dessa forma, as questões de segurança em relação aos tratamentos com rhGH, incluindo o risco de câncer, de aumento de alterações cardíacas e/ou cerebrovasculares, estão sempre em discussão.[3-7]

DÚVIDAS IMPORTANTES

Muitos estudos têm sido realizados no sentido de esclarecer se existe ocorrência maior de câncer em pacientes com deficiência de GH ou com baixa estatura idiopática tratados com rhGH.[5,8,9] A partir dessas discussões, surge a polêmica em relação ao uso do rhGH na população que sobreviveu ao tratamento do câncer na infância. A maioria desses pacientes se torna deficiente de GH pela doença *per se*, como nos tumores do sistema nervoso central (SNC), após a cirurgia e/ou pela RT. Com a maior sobrevida desses pacientes, a terapia de reposição com rhGH transformou- se numa necessidade e uma indicação bastante apropriada, mas que traz em si dúvidas importantes:[2,10]

- O rhGH pode causar recidiva da doença de base?
- O rhGH pode causar o aparecimento de uma segunda neoplasia?

RECIDIVA DA DOENÇA DE BASE

Os resultados têm sido concordantes, demonstrando a ausência de uma relação significativa entre o tratamento com rhGH e a recidiva do câncer.[1,2,11,12] O Estudo dos Sobreviventes do Câncer Infantil (CCSS, do inglês, *Childhood Cancer and Survivor Study*), o mais importante banco de dados de pacientes sobreviventes de câncer infantil, avaliou cerca de 14 mil sobreviventes, cinco anos após o término do tratamento, e não demonstrou aumento na taxa de recorrência da doença de base nos indivíduos tratados com rhGH quando comparados aos não tratados. Entre os 361 pacientes que fizeram reposição com rhGH (172 com tumor de SNC), o risco relativo de recorrência da doença foi comparável ao dos sobreviventes não tratados.[12]

O meduloblastoma, tumor agressivo, com taxa de recidiva elevada, é um dos tumores de SNC mais frequentes na infância e, apesar de ser um tumor de fossa posterior, resulta em retardo de crescimento e baixa estatura por deficiência de GH secundária à ação da RT cranioespinhal total em dose elevada ($\geq 30Gy$).[13] A avaliação retrospectiva de 170 pacientes, de 11 instituições, não encontrou evidências de que o uso do rhGH tenha influenciado o curso da doença ou a taxa de recidiva do meduloblastoma e, ainda, que o uso do rhGH trouxe benefícios metabólicos, com melhora da composição corporal, garantindo também uma boa aquisição de massa óssea. A administração da RT espinhal, muitas vezes, prejudica a resposta ao rhGH, já que limita o crescimento do tronco. Além disso, a puberdade, que em geral ocorre espontaneamente e na idade habitual (apesar da baixa estatura), minimiza a resposta ao rhGH.[14]

Uma pesquisa realizada com 207 crianças tratadas por diferentes tipos de tumor do SNC também não identificou risco de recorrência da doença entre as 47 que utilizaram rhGH.[15] Outro estudo com crianças tratadas por tumor de SNC e submetidas à RT sugere que o uso de rhGH não aumenta o risco de recorrência de tumores cerebrais, embora a tendência crescente nos riscos relativos de mortalidade com acompanhamento mais longo indique a necessidade de vigilância contínua.[16]

A tendência nesse grupo de pacientes foi confirmada nos resultados do estudo SAGhE (Segurança e Adequação dos Tratamentos com GH na Europa, do inglês *Safety and Appropriateness of Growth Hormone Treatments in Europe*)[4] e nas informações armazenadas nos bancos de dados das indústrias farmacêuticas, que mostram que a taxa de recorrência do tumor entre pacientes tratados e não tratados não mostra diferenças.[7,9,17,18]

Em relação à LLA, as diferentes análises são concordantes em seus resultados, mostrando que não existe aumento no risco de recidiva da doença pelo uso de rhGH. A deficiência de GH após LLA resulta da administração da RT em doses < 30 Gy, seja profilática e, habitualmente nos protocolos de tratamento mais recentes, terapêutica para tratar as infiltrações de SNC. Uma revisão de 910 pacientes tratados por LLA, dos quais 47 usaram rhGH por deficiência hormonal, ao comparar esses pacientes aos não tratados, evidenciou que a terapia não apresentou relação com o aumento na recidiva ou com o aparecimento de uma segunda neoplasia maligna.[19]

APARECIMENTO DE UMA SEGUNDA NEOPLASIA (SN)

Além da preocupação com o risco de recidiva do tumor primário aliado ao uso do rhGH, existe também a dúvida sobre sua possível influência no aparecimento de uma segunda neoplasia maligna (SNM), considerando-se que todo paciente oncológico tem sempre risco elevado de apresentar uma SN.[20]

Estudo publicado pelo CCSS, avaliando uma coorte de 14.358 pessoas tratadas por câncer na infância, demonstrou uma incidência cumulativa de 9,3% de uma SNM, risco que permanece elevado após 20 anos de acompanhamento e difere de acordo com o subtipo, mas inclui fatores de risco, como administração da RT, idade ao diagnóstico, sexo, história familiar de câncer e diagnóstico inicial.

Estudo realizado com 49 pacientes deficientes de GH em consequência da terapia do câncer demonstrou que o risco da SNM foi semelhante nos dois grupos, comparando pacientes com e sem tratamento com rhGH.[21] Contudo, entre os pacientes tratados, o aparecimento da SNM foi mais precoce, interrogando-se se tal fato estaria relacionado às propriedades mitogênicas do rhGH. O meningioma foi o tumor mais prevalente, provavelmente secundário à RT prévia e, embora benigno, tem um impacto clínico importante.

Os estudos observacionais do GeNeSIS (Estudo Internacional de Genética e Neuroendocrinologia da Baixa Estatura, do inglês *Genetics and Neuroendocrinology of Short Stature International Study*) e HypoCCS (Estudo de Controle e das Complicações Hipopituitárias, do inglês, *Hypopituitary Control and Complications Study*),[22] realizado com crianças e adultos tratados com rhGH, mostraram resultados diferentes entre os sobreviventes, com uma porcentagem de SN de 3% entre as crianças e 6% entre os adultos. Concluíram que, quando esses pacientes são tratados com rhGH, existe um aumento no risco de desenvolver uma SNM.

As informações mais relevantes sobre o assunto são provenientes dos dados publicados pelo CCSS.[23,24] Em um dos estudos foi identificado um risco maior de desenvolver SNM nos pacientes tratados, em comparação aos não tratados.[21] Em uma coorte de 13.222 participantes, dos 354 pacientes que receberam rhGH, 15 desenvolveram uma SN, sendo sete durante o tratamento. No entanto, 344 pacientes não tratados também desenvolveram uma SN. Quando foram aplicados fatores de correção em relação às variáveis confundidoras, como idade ao diagnóstico, RT e efeito dos agentes alquilantes, o uso de rhGH foi correlacionado a um maior risco de SNM, especialmente nos pacientes que tiveram LLA. Não houve aumento da taxa de mortalidade e, quando a avaliação considerou apenas a SNM, o tratamento com rhGH não foi considerado fator de risco. Esse estudo acompanhou os pacientes e, após quatro anos, as avaliações indicaram que o rhGH aumentou o risco de desenvolver uma SN, principalmente de tumores sólidos, sendo o meningioma a mais frequente, seguido pelo osteossarcoma. A dose da RT e o tempo de tratamento não influenciaram os resultados, mas a RT é um fator de risco reconhecido para o desenvolvimento de meningiomas. Os pacientes não tratados também desenvolveram a doença, porém mais tardiamente.[24]

Uma revisão sistemática recente, que discute tanto a questão da recorrência da doença oncológica como o aparecimento da SN, revisou 16 estudos comparando crianças sobreviventes de câncer tratadas com rhGH em relação às não tratadas, no total de 512 pacientes.[25] O uso de rhGH aumentou a estatura dos pacientes tratados de forma significativa e não foi associado ao aumento da recorrência da doença de base ou ao aparecimento da SN. Portanto, o tema ainda é controverso e, devido às incertezas das evidências atuais, é recomendada a monitorização cuidadosa desses pacientes.

TRATAMENTO

QUANDO INICIAR O TRATAMENTO COM O RHGH NOS PACIENTES TRATADOS POR CÂNCER NA INFÂNCIA?

Não há, até agora, protocolos bem-estabelecidos em relação ao intervalo de tempo entre o fim do tratamento do câncer e o início da terapia com rhGH. As orientações da Sociedade Americana de Endocrinologia Pediátrica e de autores com experiência na área sugerem que seja aguardado pelo menos u m ano após o término do tratamento do câncer.[26]

Respeitando-se esse intervalo, a terapia não tem risco de ser iniciada mesmo durante uma recorrência precoce, mas, na prática, devem-se considerar outros aspectos nessa decisão, como idade cronológica, idade óssea, desenvolvimento puberal, estatura atual, tipo do tumor primário, prognóstico oncológico e risco de recorrência.[9,15-17]

Em relação ao craniofaringioma, tumor benigno, geralmente associado à deficiência de GH pela presença do tumor *per se* ou a seu tratamento, os estudos não têm conseguido demonstrar os efeitos adversos do rhGH na taxa de recidiva ou de progressão da doença. As taxas relatadas são bastante variadas, mas relacionadas principalmente à história natural do tumor, que tem um índice elevado de recorrência após a ressecção.[7,9,17,18] O mais admissível é que o rhGH não aumenta o risco de recidivas da doença.[27]

Também não está determinado, até o momento, quanto tempo esses pacientes devem ser observados em relação à estabilidade da doença e se existe um tempo considerado seguro para início do tratamento com rhGH. Muitos grupos indicam seu uso assim que o tumor estiver controlado, variando desde o pós-operatório imediato até 1,5 anos após a abordagem.

Comentários finais

conforme tem sido demonstrado, o uso de rhGH nos pacientes tratados de câncer na infância não aumenta o risco de recidiva dos tumores primários, mas é um fator independente para o desenvolvimento de uma SN, especialmente os meningiomas, agravado pelo tratamento concomitante com radioterapia. Os estudos não sustentaram a possibilidade de recorrência, enquanto os dados relacionados à SN mostraram um aumento inicial de três vezes, mas com declínio ao longo do tempo.

Considerando-se as atividades mitogênicas do GH, esses resultados surpreendem, o que significa que ainda existe muito a ser estudado. Também não existem evidências de um risco aumentado de mortalidade pelo uso de rhGH. Esses pacientes, quando comprovadamente deficientes hormonais, precisam e devem ser tratados e monitorados com muito cuidado, considerando-se os riscos e benefícios dessa reposição hormonal. É fundamental que a avaliação seja sempre tomada por equipe multiprofissional, bem como a decisão de tratar, ponderando-se as necessidades do paciente e sua família, sendo imprescindível a participação do grupo de oncologistas responsável pelo paciente.

Referências

1. Gebauer J, Higham C, Langer T, Denzer C, Brabant G. Long-term endocrine and metabolic consequences of cancer treatment: a systematic review. Endocr Rev. 2019;40:711-67.

2. Sklar CA, Antal Z, Chemaitilly W, Cohen LE, Follin C, Meacham LR, et al. Hypothalamic-pituitary and growth disorders in survivors of childhood cancer: an Endocrine Society Clinical practice guideline. J Clin Endocrinol Metab. 2018;103:2761-84.

3. Allen DB, Backeljauw P, Bidlingmaier M, Biller BM, Boguszewski M, Burman P, et al. GH safety workshop position paper: a critical appraisal of recombinant human GH therapy in children and adults. Eur J Endocrinol. 2016;174:P1-9.

4. Swerdlow AJ, Cooke R, Beckers D, Borgström B, Butler G, Carel JC. Cancer risks in patients treated with growth hormone in childhood: the SAGhE European Cohort Study. J Clin Endocrinol Metab. 2017;102:1661-72.

5. Bell J, Parker KL, Swinford RD, Hoffman AR, Maneatis T, Lippe B. Long-term safety of recombinant human growth hormone in children. J Clin Endocrinol Metab. 2010;95:167-77.

6. Divall SA, Radovick S. Growth hormone and treatment controversy; long term safety of rGH. Curr Pediatr Rep. 2013;1:128-32.

7. Wilton P, Mattsson AF, Darendeliler F. Growth hormone treatment in children is not associated with an increase in the incidence of cancer: experience from KIGS (Pfizer International Growth Database). J Pediatr. 2010;157:265-70.

8. Pollak M. Insulin and insulin-like growth factor signalling in neoplasia. Nat Rev Cancer. 2008;8:915-28.

9. Raman S, Grimberg A, Waguespack SG, Miller BS, Sklar CA, Meacham LR, et al. Risk of neoplasia in pediatric patients receiving growth hormone therapy – a report from the Pediatric Endocrine Society Drug and Therapeutics Committee. J Clin Endocrinol Metab. 2015;100:2192-203.

10. Chemaitilly W, Cohen LE, Mostoufi-Moab S, Patterson BC, Simmons JH, Meacham LR, et al. Endocrine late effects in childhood cancer survivors. J Clin Oncol. 2018;36:2153-59.

11. Cianfarani S. Risk of cancer in patients treated with recombinant human growth hormone in childhood. Ann Pediatr Endocrinol Metab. 2019;24:92-8.

12. Sklar CA, Mertens AC, Mitby P, Occhiogrosso G, Qin J, Heller G, et al. Risk of childhood cancer disease recurrence and second neoplasms in survivors of treated with growth hormone: a report from the Childhood Cancer Survivor Study. J Clin Endocrinol Metab. 2002;87:3136-41.

13. Siviero-Miachon AA, Monteiro CM, Pires LV, Rozalem AC, Silva NS, Petrilli AS, et al. Early traits of metabolic syndrome in pediatric post-cancer survivors: outcomes in adolescents and young adults treated for childhood medulloblastoma. Arq Bras Endocrinol Metabol. 2011;55:653-60.

14. Packer RJ, Boyett JM, Janss AJ, Stavrou T, Kun L, Wisoff J, et al. Growth hormone replacement therapy in children with medulloblastoma: use and effect on tumor control. J Clin Oncol. 2001;19:480-7.

15. Ogilvy-Stuart AL, Gleeson H. Cancer risk following growth hormone use in childhood: implications for current practice. Drug Saf. 2004;27:369-82.

16. Swerdlow AJ, Reddingius RE, Higgins CD, Spoudeas HA, Phipps K, Qiao Z, et al. Growth hormone treatment of children with brain tumors and risk of tumor recurrence. J Clin Endocrinol Metab. 2000;85:4444-9.

17. Blethen SL, Allen DB, Graves D, August G, Moshang T, Rosenfeld R. Safety of recombinant deoxyribonucleic acid-derived growth hormone: the National Cooperative Growth Study experience. J Clin Endocrinol Metab. 1996;81:1704-10.

18. Grimberg A, DiVall SA, Polychronakos C, Allen DB, Cohen LE, Quintos JB, et al. Guidelines for growth hormone and insulin-like growth factor-I treatment in children and adolescents: growth hormone deficiency, idiopathic short stature, and primary insulin-like growth factor-I deficiency. Horm Res Paediatr. 2016;86:361-97.

19. Leung W, Rose SR, Zhou Y, Hancock ML, Burstein S, Schriock EA, et al. Outcomes of growth hormone replacement therapy in survivors of childhood acute lymphoblastic leukemia. J Clin Oncol. 2002;20:2959-64.

20. Meadows AT, Friedman DL, Neglia JP, Mertens AC, Donaldson SS, Stovall M, et al. Second neoplasms in survivors of childhood cancer: findings from the Childhood Cancer Survivor Study cohort. J Clin Oncol. 2009;27:2356-62.

21. Brignardello E, Felicetti F, Castiglione A, Fortunati N, Matarazzo P, Biasin E, et al. GH replacement therapy and second neoplasms in adult survivors of childhood cancer: a retrospective study from a single institution. J Endocrinol Invest. 2015;38:171-6.

22. Woodmansee WW, Zimmermann AG, Child CJ, Rong Q, Erfurth EM, Beck-Peccoz P, et al. Incidence of second neoplasm in childhood cancer survivors treated with GH: an analysis of GeNeSIS and HypoCCS. Eur J Endocrinol. 2013;168:565-73.

23. Sklar CA, Mertens AC, Mitby P, Occhiogrosso G, Qin J, Heller G, et al. Risk of disease recurrence and second neoplasms in survivors of childhood cancer treated with growth hormone: a report from the Childhood Cancer Survivor Study. J Clin Endocrinol Metab. 2002;87:3136-41.

24. Ergun-Longmire B, Mertens AC, Mitby P, Qin J, Heller G, Shi W, et al. Growth hormone treatment and risk of second neoplasms in the childhood cancer survivor. J Clin Endocrinol Metab. 2006;91:3494-8.

25. Tamhane S, Sfeir JG, Kittah NEN, Jasim S, Chemaitilly W, Cohen LE, et al. GH Therapy in childhood cancer survivors: a systematic review and meta-analysis. J Clin Endocrinol Metab. 2018;103:2794-2801.

26. Darendeliler F, Karagiannis G, Wilton P, Ranke MB, Albertsson-Wikland K, Price A, On Behalf of The Kigs International Board. Recurrence of brain tumours in patients treated with growth hormone: analysis of KIGS (Pfizer International Growth Database). Acta Paediatr. 2006;95:1284-90.

27. Karavitaki N, Warner JT, Marland A, Shine B, Ryan F, Arnold J, et al. GH replacement does not increase the risk of recurrence in patients with craniopharyngioma. Clin Endocrinol (Oxf). 2006;64:556-60.

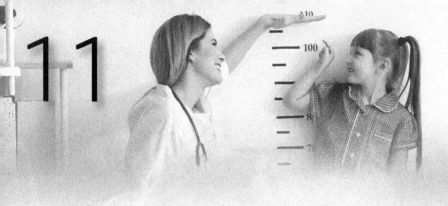

11
Abordagem na Fase de Transição

Valesca Mansur Kuba | Louise Cominato

Introdução

O hormônio de crescimento (GH) é uma proteína que exerce seus efeitos anabólicos por meio da ligação ao seu receptor de membrana e fosforilação da janusquinase 2 (JAK-2), levando à ativação de uma série de vias sinalizadoras (ver Capítulo 2).[1,2]

A sua ação principal é promover o crescimento linear ósseo, exercendo também importante função metabólica: reduz a captação intracelular de glicose, estimula a lipólise, modificando a composição corporal e o metabolismo dos carboidratos e lipídeos.[2,3]

Durante a infância e a puberdade, a terapia com hormônio de crescimento recombinante humano (rhGH) utiliza altas doses para estimular o crescimento, enquanto na idade adulta doses muito menores são suficientes para manter a qualidade de vida, a aquisição de massa óssea, bem como o perfil lipídico e a composição corporal normais.

Muitos endocrinologistas suspendiam o tratamento assim que essas crianças chegavam próximo à altura final, pois ainda não atentavam à necessidade do uso de rhGH na chamada "fase de transição",[4] definida quando a velocidade de crescimento (VC) for inferior a 2 cm/ano, a idade óssea (IO) igual ou maior a 14 anos nas meninas e 16 anos nos meninos, tendo o adolescente alcançado o estádio puberal V de Tanner. Nessa época, atingem-se o pico de massa óssea e a maturação completa do organismo.[5]

No adulto, a síndrome da deficiência do GH é caracterizada por fraqueza muscular, osteoporose, alterações da composição corporal e dislipidemia aterogênica.[6] A aprovação do rhGH para tratamento de adultos deficientes levantou questionamentos quanto à necessidade de se manter também a reposição hormonal de adolescentes deficientes de GH na fase de transição, com o intuito de se prevenir a síndrome da deficiência no adulto.

Como mais de dois terços dos que tiveram o diagnóstico de deficiência do hormônio de crescimento (DGH) isolada na infância serão considerados normais, no período de transição, a Sociedade Europeia de Endocrinologia Pediátrica (ESPE) recomenda que esses jovens sejam reavaliados antes de se reinstituir a terapia hormonal.[5]

DIAGNÓSTICO DE PESSOAS COM DEFICIÊNCIA DE HORMÔNIO DE CRESCIMENTO PERSISTENTE

O planejamento da terapia com rhGH deve começar assim que é feito o diagnóstico da DGH. Embora o crescimento seja o objetivo principal na infância, deve ser explicado que a criança pode persistir com DGH na adolescência.

O período ideal para a reavaliação do eixo somatotrófico ainda não foi estabelecido, podendo esta ser feita quando se atinge a altura final (a mais utilizada), no meio da puberdade (durante o estádio puberal II de Tanner), ou no fim da fase de transição, aos 20 anos de idade.[7]

O diagnóstico da DGH é baseado no contexto clínico do paciente, levando-se em consideração a sua etiologia e a probabilidade da persistência de sua doença.[7] Os fatores associados à alta probabilidade são: deficiência de três ou mais hormônios hipofisários (deficiência combinada); mutações dos genes POU1F1 (Pit1), PROP-1, LHX-3 e GH-I; anomalias congênitas estruturais hipotálamo--hipofisárias, craniofaciais e da linha média, tumores selares e suprasselares; DGH após tratamento cirúrgico de tumores intracranianos e pico de secreção de GH < 3 ng/mL aos testes de estímulo. Os fatores associados à baixa probabilidade de persistência da DGH são: DGH isolada ou idiopática, ou associada a mais uma deficiência adicional de hormônio hipofisário; neuro-hipófise ectópica; hipófise de volume reduzido; afilamento da haste hipofisária; sela vazia; pós-radioterapia para tratamento de tumores intracranianos.[8]

Primeiramente, suspende-se o rhGH por um a três meses, quando a VC for menor que 2 cm/ano, não sendo a dosagem da IGFBP-3 necessária na fase de transição.[5] Em seguida, deve-se separar os pacientes conforme a probabilidade de DGH permanente. Para aqueles com alta probabilidade, valores de IGF-I ≤ -2 desvios-padrões (DP) para idade e sexo confirmam o diagnóstico de DGH, e o tratamento deve ser reinstituído. Se o IGF-I estiver entre -2 DP e a média para idade e sexo, o teste de estímulo deve ser realizado para confirmação do diagnóstico e o rhGH deve ser reiniciado somente se o pico do GH for abaixo do ponto de corte estabelecido. Nesse caso, se houver discordância entre IGF-I e o teste provocativo, o paciente deverá ser acompanhado clínica e laboratorialmente porque o perfil metabólico desses indivíduos ainda não está bem-definido a longo prazo[5,9] (Figura 11.1).

Para os adolescentes com baixa probabilidade de persistirem deficientes (concentrações de IGF-I < -2DP ou menores que a média para sexo e idade apenas sugerem persistência de DGH, estando indicado o teste de estímulo),[5,10] o tratamento deve ser reiniciado se ambos, IGF-I e o pico de secreção do GH, estiverem alterados. Em caso de discordância entre os resultados de ambos, o paciente também deverá ser acompanhado clínica e laboratorialmente, com dosagens periódicas de IGF-I e teste dinâmico, quando necessário.

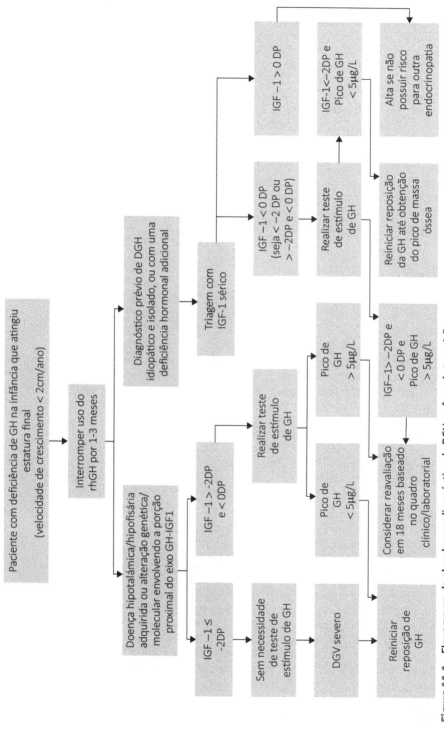

Figura 11.1 – Fluxograma da abordagem diagnóstica da DGH na fase de transição.
Fonte: Adaptada de Grimberg et al., 2001; Ahmid, Ahmed, Shaikh, 2018.

São considerados suficientes de GH aqueles que apresentarem valor de IGF-I acima da média para idade e sexo, podendo o tratamento ser interrompido.[5,10]

O **teste de tolerância à insulina** (ITT) é considerado o padrão-ouro para o diagnóstico da DGH, estabelecendo-se como o ponto de corte 5 µg/L.[5] No entanto, é contraindicado na presença de convulsões e doenças cardíacas, pelo risco de hipoglicemia grave. Nesses casos, a alternativa no Brasil é o **teste do glucagon**, que também pode reavaliar a secreção adrenal. Como o peso corporal pode influenciar na resposta do GH ao glucagon, para indivíduos com índice de massa corporal (IMC) > 25 kg/m^2 e alta probabilidade de DGH, considera-se o ponto de corte de 3 µg/L e, para aqueles com baixa probabilidade, <1 µg/L.[5,11] O glucagon requer injeção subcutânea ou intramuscular, pode provocar náuseas, vômitos e cefaleia, além de ser um teste mais longo, com necessidade de várias coletas de sangue.[12] Mais recentemente, tem sido empregado em adultos, o **teste da macimorelina** (não disponível no Brasil), um análogo da grelina, cujas vantagens residem na administração oral, não ser influenciado por IMC, idade e sexo e provocar apenas disgeusia transitória.[12]

O fluxograma exibido na Figura 11.1 resume a abordagem diagnóstica da DGH na fase de transição.

Tratamento com rhGH

os benefícios a longo prazo devem ser esclarecidos ao paciente e responsáveis, que devem participar ativamente da tomada de decisões visto que muitos adolescentes abandonam o tratamento por não desejarem mais as injeções diárias do rhGH.[13]

O reinício da terapia requer doses menores do que as usadas durante a infância baseadas na resposta clínica individual do paciente, nas concentrações séricas de IGF-I para a idade e sexo, assim como no surgimento de efeitos adversos. Em geral, as doses iniciais são semelhantes às usadas em adultos deficientes de GH, de 0,4 a 0,5 mg/dia, devendo ser tituladas dois a três meses após, de forma a manter os valores de IGF-I entre a média e o limite superior. Uma vez alcançada a dose ideal sem efeitos colaterais, a frequência das visitas pode ser espaçada para um a dois anos. Em cada visita, devem ser solicitados IGF-I, glicose, HbA1c, perfil lipídico, cálcio, fósforo, T4-L, cortisol e 25(OH)D. A densitometria óssea deve ser feita pelo menos em 18 meses, para definir a resposta ao tratamento.[5,14]

No Quadro 11.1, encontra-se o resumo do acompanhamento do tratamento com rhGH.

Efeitos adversos e segurança do uso do rhGH

A segurança do uso prolongado do rhGH já foi avaliada e demonstrada em diversos estudos com pacientes com baixa estatura com e sem DGH. Bancos de dados internacionais com registro de um grande número de pacientes têm sido usados para avaliar as consequências do uso do rhGH, tanto a curto como a longo prazo (KIGS – *Pfizer International Growth Database*; KIMS – *Pfizer International Metabolic Database*), com informações de mais de 76 mil pacientes registrados.

Existe uma clara relação entre a dose administrada e a incidência de efeitos colaterais em adultos com DGH,[15] porém essa associação não é demonstrada na população pediátrica, grupo no qual os efeitos adversos são mais raros.

Quadro 11.1 – Monitorização do tratamento com rhGH na transição

No 1º mês e em 2 meses de tratamento

- dosagem de IGF-I para titular a dose

Avaliação semestral

- avaliação clínica: IMC, circunferência abdominal, PAS
- efeitos colaterais do rhGH
- cortisol
- TSH, T4L
- IGF-I (após chegar à dose de manutenção)
- Cálcio, fósforo, 25(OH)D

Avaliação anual

- perfil lipídico
- glicemia
- hemoglobina glicada (HbA1c)

A cada 18 meses

- densitometria de corpo inteiro

IGF-I: fator de hormônio de crescimento I; IMC: índice de massa corporal; PAS: pressão arterial sistólica; rghGH: hormônio de crescimento recombinante humano;

TSH: Thyroid Stimulating Hormone ou Hormônio Estimulante da Tireoide;

T4L = Tiroxina livre ; 25(OH)D: 25 hidroxivitamina D.

Fonte: Adaptado das recomendações da Endocrine Society, citado por Molitch, 2011.

METABOLISMO DA GLICOSE

Apesar de o hiperinsulinismo ser um efeito do rhGH, o desenvolvimento de diabetes *mellitus* tipo 2 (DM2) é infrequente, uma vez que a dose usada é menor nessa população, melhorando, consequentemente, a composição corporal e a capacidade da realização de exercícios físicos. Em caso de DM2, a dose do rhGH deve ser reduzida para 0,1 a 0,2 mg e, se necessário, otimizar o tratamento antidiabético.[11]

GH E CÂNCER

Não há evidências de que o uso de rhGH em adultos aumente o risco de doença maligna de novo ou recorrente. Muitos dos pacientes avaliados em estudos necessitam de radioterapia e, por isso, é difícil avaliar qual o real papel do uso do rhGH no desenvolvimento de um novo tumor. No entanto, a ação mitogênica do rhGH é conhecida, sendo necessários mais estudos na fase de transição que usam doses baixas. O rhGH deve ser suspenso em qualquer paciente com doença maligna ativa até que haja controle desta e liberação do uso do hormônio pelo oncologista.[15]

Outros efeitos adversos

Os efeitos colaterais mais comuns na fase de transição e em adultos são o de retenção hídrica. São incomuns artralgia, síndrome do túnel do carpo e parestesia,[15,16] que geralmente aparecem logo no início do tratamento, especialmente em adultos obesos e idosos. A diminuição da dose, em geral, é suficiente para a melhora dos sintomas.

Funções tireoidiana e adrenal

O rhGH pode aumentar a conversão de T4 em T3 reverso, podendo gerar menores concentrações de T4 livre. Por isso, é importante monitorar periodicamente a função tireoidiana durante o seu uso e reajustar a dose da levotiroxina, nos hipotireoideos, se necessário. O GH também inibe a enzima 11 β-hidroxiesteroide desidrogenase tipo 1, reduzindo os níveis de cortisol e, por isso, é necessário aumentar as doses do glicocorticoide nos portadores de pan-hipopituitarismo, recomendando-se também testar a função adrenal antes de se instituir o tratamento com rhGH.[11,17]

Uso de medicações concomitantes ao rhGH

Pacientes em uso de estrogênio oral, tanto para contracepção como para reposição, podem apresentar maior resistência ao GH e necessitar de doses maiores da medicação. Por outro lado, os andrógenos potencializam as ações do GH e levam a uma exacerbação de efeitos colaterais. Pacientes que iniciam reposição de testosterona podem necessitar de diminuição da dose de rhGH.[17]

rhGH e risco cardiovascular

A secreção endógena de GH, tanto basal como após estímulo, se correlaciona inversamente ao índice de massa corpórea em crianças e adultos. O tratamento favorece o ganho de massa magra e a diminuição de massa gorda, principalmente durante a transição. Em adolescentes com DGH grave, a interrupção do rhGH é associada a perfil lipídico mais aterogênico, maiores concentrações de LDL e apolipoproteína B (ApoB). Esses pacientes apresentam maior taxa de produção e menor taxa de eliminação do complexo VLDL-apo B.[18] O mesmo não ocorre, no entanto, em adolescentes com formas leves de DGH, o que explica as controvérsias existentes sobre as respostas à descontinuação do GH na transição. Estudos relacionados à espessura da camada média-intimal das carótidas também não demonstraram diferença entre adolescentes com DGH tratados e não tratados, embora tenha sido observada em adultos com deficiência de GH sem reposição hormonal.[10]

rhGH e qualidade de vida

Os pacientes com DGH relatam menos energia e pior desempenho em questionários para avaliar qualidade de vida. O eixo GH-IGF-I tem influência no desenvolvimento cognitivo e psicológico.

A influência da reposição durante a fase de transição é conflitante em diversos estudos. Apesar da heterogeneidade de resposta, os benefícios foram evidentes quando os pacientes foram avaliados mediante parâmetros objetivos, como número de faltas ao trabalho e questionários para avaliação da qualidade de vida. As maiores mudanças ocorrem no 1º ano de tratamento e geralmente se mantêm a longo prazo.[16]

MASSA ÓSSEA

A osteoporose é uma doença sistêmica que compromete a microarquitetura óssea, levando à fragilidade do osso. Constitui um dos principais problemas de saúde pública, visto que 30% da população sofrerá algum tipo de fratura a partir dos 50 anos, com taxa de mortalidade elevada.

O risco de fraturas está intimamente relacionado à massa óssea do indivíduo e depende da velocidade da perda que ocorre durante a vida e da quantidade máxima de osso adquirido na fase de transição.[16] Portanto, a transição é um período crítico para o pico de massa óssea, visto que mais de 90% são adquiridos até os 30 anos de idade, a partir da qual se inicia a perda do osso trabecular em ambos os sexos.[19]

Os esteróides sexuais constituem um dos maiores reguladores da aquisição do pico de massa óssea na puberdade, mas o ganho mineral ósseo continua na vida adulta e, nesse aspecto, o GH vem sendo implicado tanto no ganho de osso trabecular como no de osso compacto.[20] GH e IGF-I estimulam a proliferação dos condrócitos e osteoblastos, o crescimento periosteal, a remodelação óssea e, consequentemente, o volume, o tamanho, a massa e a resistência óssea,[21] como também o aumento da força muscular. Apesar disso, os estudos sobre o impacto do tratamento com o rhGH são controversos na transição. Ao que tudo indica, existe até um ganho discreto no conteúdo mineral ósseo, mesmo que o paciente fique sem o rhGH por até 2 anos.[22] No entanto, o acréscimo necessário ao pico de massa óssea é mais significativo com a reinstituição do rhGH, dependendo da sua efetividade de vários fatores, como idade do reinício do tratamento, tempo que o indivíduo permaneceu sem o rhGH, se a deficiência hormonal hipofisária é múltipla ou isolada, do *status* gonadal e da reposição de outros hormônios, como cortisol, levotiroxina e esteroides sexuais.[5]

As avaliações do perfil osteometabólico e de fatores ambientais também são importantes para a aquisição do pico de massa óssea, como prática de exercícios físicos aeróbicos e de resistência, a ingestão diária de cálcio e de níveis séricos de vitamina D adequados à idade.[10]

REFERÊNCIAS

1. Kronemberg HM, Melmed S, Larsen RL, Polansky KS. Principles of endocrinology. In: Williams text book of endocrinology. Estados Unidos: Elsevier, 2011. p. 3-12.

2. Jorge AAL. Fisiologia do crescimento normal. In: Damiani D. Endocrinologia na prática pediátrica. São Paulo: Manole, 2008. p.12-26.

3. Aron DC, Finfling JW, Tyrrell B. Hypothalamus and pituitary. In: Greenspan FS, Gardner DG. Basic and clinical endocrinology. Nova York: McGraw-Hill, 2001. p. 112.

4. Molitch ME. Growth hormone treatment in adults with growth hormone deficiency: the transition. J Endocrinol Invest 2011;34:150-54.

5. Grimberg A, Divall AS, Polychronakos et al. Guidelines for growth hormone and insulin-like growth factor-1 treatment in children and adolescents: growth hormone deficiency, idiopathic short stature, and primary insulin-like growth factor-I'deficiency. Horm Res Paediatric. 2016;86:361-97.

6. Underwood LE, Attie KM, Baptista. Growth hormone (GH) dose-response in young adults with childhood-onset GH deficiency: a two-year, multicenter, multiple-dose, placebo-controlled study. J Clin Endocrinol Metab 2003;88:5273-5280.

7. Penta L, Cofini M, Lucchetti L et al. Growth hormone (GH) therapy during the transition period: should we think about early retesting in patients with idiopathic and isolated GH deficiency? Int J Environ Public Health 2019;16:307.

8. Quigley CA et al. United States multicenter study of factors predicting the persistence of GH deficiency during the transition period between childhood and adulthood. Int J Ped Endocrinol 2013;6:1-12.

9. Tavares AB, Collett-Solberg PF. Growth hormone deficiency and the transition from pediatric to adult care. http:// doi.org/10.1016//jped.2021.02.007.

10. Hauffa BP, Touraine P, Urkuhart-Kelly T, Koledova E. Managing transition in patients treated with growth hormone. Frontiers in Endocrinology. 2017;8:346.

11. Yuen KC et al. American Association of clinical endocrinologists and American College of endocrinology guidelines for management of growth hormone deficiency in adults and patients transitioning from pediatric to adult care. Endocr Pract. 2019:1191-232.

12. Garcia JM et al. Sensitivity and specificity of the macimorelin test for diagnosis of AGHD. Endocr Connect. 2021:76-83.

13. Inzaghi E, Cianfarani S. The challenge of growth hormone deficiency diagnosis treatment during the transition from puberty into adulthood. Frontiers in endocrinology 2013;4:1-8.

14. Cook DM, Rose SR. A review of guidelines for use of growth hormone in pediatric and transition patients. Pituitary. 2012;15:301-10.

15. Abs R, Bengtsson BA, Hernberg-Stahl E et al. GH replacement in 1034 growth hormone deficient hypopituitary adults: demographic and clinical characteristics, dosing and safety. Clin Endocrinol, 1999;50(6):703-713.

16. Shea H, Levy R. Transition care of patients with growth hormone deficiency from pediatric endocrinologists to adult endocrinologists. Endocrine Practice, 2012;18(2):256-268.

17. Stanley T L, Levitsky LL, Grinspoon SK et al. Effect of body mass index on peak growth hormone response to provocative testing in children with short stature. J Clin Endocrinol Metab, 2009;94(12):4875-4881.

18. Colao A, Di Somma C, Salerno M et al. The cardiovascular risk of GH-deficient adolescents. J Clin Endocrinol Metab, 2002;87(8):3650-3655.

19. Attanasio AF, Shalet SM. Growth hormone and the transition from puberty to adulthood. Endocrinol Metab Clin N Am. 2007;36:187-201.

20. Drake WM, Carroll PV, Maher KT et al. The effect of cessation of growth hormone (GH) therapy on bone mineral accretion in GH-deficient adolescents at the completion of linear growth. J Clin Endocrinol Metab 2003;88:1658-63.

21. Bex M, Boillon R. Growth hormone and bone health. Horm Res 2003;60:80-6.

22. Maeda SS, Borba, Brasílio RC et al. Recomendações da Sociedade Brasileira de Endocrinologia e Metabologia (SBEM) para o diagnóstico e tratamento da hipovitaminose D. Arq Bras Endocrinol Metab 2014;58:411-33.

23. M Ahmid, S F Ahmed, M G Shaikh. Childhood-onset growth hormone deficiency and the transition to adulthood: current perspective. Ther Clin Risk Manag. 2018, 23(14):2283-91.

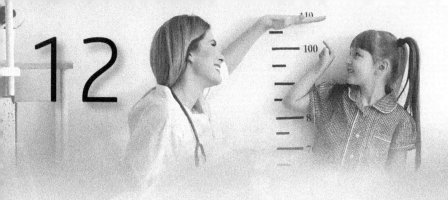

12

Uso Abusivo do GH e Grupos de Risco

Albertina Gomes Rodrigues | Beatriz Semer | Mário Roberto Hirschheimer

Introdução

O hormônio do crescimento humano recombinante (rhGH) foi sintetizado e disponibilizado a partir de 1985. Desde então, sua utilização, quer seja com a finalidade de promover crescimento estatural em crianças, quer seja pelo seu potencial efeito anabólico, tem se elevado. Dessa forma, é importante descrever as indicações já estabelecidas para o emprego desse hormônio, bem como em que indicações sua utilização poderia ser considerada abusiva.

Indicações de uso do GH no Brasil e no mundo

Diversas são as indicações para uso do hormônio de crescimento. No Brasil, são indicações do uso de GH, como parte do Protocolo Clínico e Diretrizes Terapêuticas (PCDT), do Ministério da Saúde, a deficiência de GH, isolada ou combinada com outras deficiências hipofisárias, congênitas ou adquiridas, e a síndrome de Turner.[1] Ainda no Brasil, existem outras situações que contemplam o tratamento com rhGH com aprovação em bula pela Anvisa como baixa estatura idiopática, criança nascida PIG sem *catch up*, síndromes de Prader Willi e de Noonan e insuficiência renal (ver Capítulo 2).

Nos Estados Unidos e na Europa são também contempladas a desnutrição por HIV, a síndrome do intestino curto e a haploinsuficiência do gene SHOX. O Japão é o único país a ter aprovação para acondroplasia.[2]

Segurança do uso do GH

Desde que o rhGH passou a ser empregado, identifica-se que seu uso apresenta boa segurança em crianças e adultos com deficiência do GH, bem como em outras causas de baixa estatura para as quais houve aprovação para uso. Por meio de extensos e universalmente reconhecidos bancos de dados (KIGS – *Key Indicators Graphical System* e NCGS – *National Cooperative Growth Study*), constituídos por informações de crianças tratadas com rhGH cujos eventuais efeitos adversos foram notificados durante o tratamento.[3,4] Além disso, dados de seguranças foram estabelecidos por meio de Consenso Mundial, constituído por especialistas vinculados a sociedades médicas ligadas à endocrinologia pediátrica.[5] A seguir, com base na literatura apresentada, descrevemos dados de segurança do uso do rhGH.

RISCO PARA MORTALIDADE

Publicação recente, multicêntrica, elaborada pelo consórcio formado por oito países europeus (*Safety and Appropriateness of Growth Hormone Treatments in Europe* – SAGhE),[4,5,7] avaliou o risco de mortalidade geral e por causas específicas em adultos jovens que haviam sido tratados com rhGH na infância e adolescência. Foram avaliados um total de 24.232 pacientes. Nesse estudo, concluiu-se que indivíduos tratados com rhGH, que apresentavam como diagnóstico deficiência do GH e baixa estatura idiopática, não apresentaram aumento de mortalidade geral. Identificou-se, no entanto, aumento da mortalidade geral nos pacientes tratados com rhGH e que tinham como diagnóstico prévio as seguintes doenças: restrição do crescimento intrauterino; síndrome sde Noonan, de Turner e de Prader-Willi; neurofibromatose do tipo 1; portadores de neoplasias e síndromes com risco aumentado para neoplasias (como síndrome de Down, síndromes com quebra cromossômica). Os autores do estudo associaram esse aumento de mortalidade geral à doença de base e não ao uso do rhGH.[6]

RISCO PARA NEOPLASIA (VER CAPÍTULO 10)

Faltam dados definitivos sobre a segurança da terapia com rhGH em pacientes com risco aumentado para câncer (neurofibromatose tipo 1, anemia de Fanconi e síndromes de Down, de Shwachman-Diamond, de Noonan e de Bloom). Dessa forma, a decisão de se iniciar o tratamento com rhGH deve ser ponderada com cuidado e discutida com os familiares do paciente a fim de se decidir o mais adequado para ele.[5]

RISCO PARA ACIDENTE VASCULAR CEREBRAL (AVC)
E ALTERAÇÕES NO METABOLISMO DA GLICOSE

Não existem estudos consistentes entre a associação do uso do rhGH e risco para AVC.[5] Já a incidência de diabetes *mellitus* tipo 2 e pré-diabetes durante o uso do rhGH é muito baixa. Embora algumas indicações do uso do rhGH tenham maior risco para alterações no metabolismo da glicose, como a síndrome de Turner e os pacientes com restrição do crescimento intrauterino, o uso do rhGH não aumenta essa incidência.[4]

Hipertensão intracraniana

A hipertensão intracraniana pode ocorrer pelo uso do rhGH. O paciente pode apresentar como sintoma inicial a cefaleia. Dessa forma, toda queixa de cefaleia deve ser valorizada e, conforme o quadro, investigada. A ausência de papiledema não exclui o diagnóstico. Os sintomas se resolvem com a descontinuação do tratamento. Pode-se, então, reiniciá-lo com concentração menor do rhGH e progressivo aumento.[5]

Epifisiolistese

A epifisiolistese pode estar associada ao uso do rhGH e resulta do rápido crescimento do paciente, bem como de condições locais junto à cartilagem de crescimento.[5]

Escoliose

A escoliose é associada ao rápido crescimento do paciente em uso do rhGH. São importantes a avaliação clínica prévia de sua coluna bem como a monitorização ao longo da terapia. Alguns pacientes têm, associado ao quadro genético, mais predisposição de base à escoliose, como as meninas com síndrome de Turner e os pacientes com síndrome de Prader-Willi.[5]

Apneia obstrutiva do sono

O rhGH pode aumentar o tamanho das tonsilas faríngeas e palatinas, agravando a obstrução de vias aéreas superiores já existente em pacientes com obesidade, em particular nos pacientes com Prader-Willi. Em pacientes com essa síndrome, é recomendada a polissonografia antes da introdução da terapia com rhGH.[9]

Pancreatite

É uma complicação rara do uso do rhGH. Deve, no entanto, ser lembrada quando o paciente apresenta sintomas sugestivos.

Hipocortisolismo e hipotireoidismo central

O rhGH pode converter o cortisol em cortisona inativa, diminuindo a concentração de cortisol plasmático. Dessa forma, pacientes que apresentem deficiência de ACTH (hipopituitarismo) e que sejam assintomáticos podem apresentar clínica de insuficiência adrenal quando do início da terapia com o rhGH.

O rhGH potencializa a conversão tetraiodotironina (T4) em triiodotironina (T3). Em decorrência disso, a introdução do rhGH pode desmascarar um hipotireoidismo central ainda não diagnosticado que apresente T4 limítrofe.[5]

Uso abusivo do rhGH

O uso abusivo do rhGH é considerado quando este é utilizado de forma imprópria na indicação, quantidade (dose) diária ou, ainda, no esquema terapêutico empregado.

Utilização para efeitos anabólicos

A utilização do rhGH entre atletas profissionais, bem como por jovens que praticam atividade física de forma recreativa, é documentada em alguns estudos. No entanto, como é prática ilegal, esses estudos são limitados. Nas publicações internacionais encontradas, a porcentagem de jovens em ensino médio que utilizam o rhGH para aumento de sua performance física, bem como para fins estéticos, variou de 0,4% a 5%, conforme o estudo.[10,11] Muitas vezes, o uso abusivo do rhGH para fins anabólicos é associado a esteroides, o que torna a prática mais preocupante ainda.

Os efeitos sobre a performance atlética em indivíduos adultos normais parecem estar relacionados a um aumento de massa magra e da capacidade de aceleração em distâncias curtas (sprint), quando associados a esteroides. No entanto, esse efeito desaparece após seis semanas de retirada do medicamento.[12,13] Não existem dados sobre a população adolescente.

Não existem estudos sobre os efeitos adversos em adolescentes normais em uso do rhGH para fins estéticos ou performance atlética. Os efeitos já descritos na literatura foram identificados em deficientes de GH ou grupos específicos de pacientes com indicação de uso do rhGH. Dessa forma, os dados de efeitos adversos já estabelecidos não podem ser extrapolados para os jovens que utilizam o GH em regime de tratamento variado, doses suprafisiológicas e, eventualmente, associado a esteroides.

O posicionamento recente da Associação Americana de Endocrinologistas Clínicos e do Colégio Americano de Endocrinologia recomenda que não se utilize o rhGH com finalidade de proporcionar aumento da performance física e estética. Esse posicionamento orienta ainda que os profissionais médicos sigam orientando seus pacientes para a não utilização com esse fim; ainda, devem alertar sobre os riscos do uso off label do rhGH isolado ou associado a outros hormônios.[14]

Utilização do rhGH para aumento de estatura em crianças normais

O uso do hormônio de crescimento com o objetivo de aumentar a estatura em crianças com estatura dentro da normalidade também pode ser considerado um abuso. Não existem evidências de que essas crianças serão beneficiadas em termos de ganho estrutural. Dada a ausência de evidência de benefício, não há justificativa para tolerar, mesmo que em pequeno grau, um potencial risco para efeitos adversos com o tratamento do rhGH em crianças normais com previsão de estatura final dentro da normalidade.[15]

Utilização do rhGH para aumento de estatura em crianças com baixa estatura cuja etiologia não tem indicação estabelecida para uso do rhGH

Nesse perfil de pacientes, não foram estudados os efeitos adversos que eventualmente possam apresentar. Ao avaliar esse perfil de paciente, deve-se excluir a possibilidade de tratar aqueles que fazem parte do grupo de risco para uso do rhGH e que também apresentam baixa estatura.[15]

GRUPOS DE RISCO PARA USO DO GH

CRIANÇAS COM RISCO AUMENTADO DE DESENVOLVER NEOPLASIA

Algumas síndromes associadas a um risco aumentado para neoplasia também conferem ao paciente baixa estatura. O reconhecimento dessas doenças na avaliação do paciente com déficit de crescimento é extremamente importante, tendo em vista o risco de se fazer uso do rhGH. Entre as síndromes mais conhecidas, podemos citar:

Síndrome de Down

Os pacientes com síndrome de Down têm risco aumentado de desenvolver leucemia linfocítica aguda, leucemia megacarioblástica, bem como leucemia mieloide aguda.[16]

Anemia de Fanconi e síndrome de Shwachman-Diamond

Essas duas doenças apresentam como característica comum uma falência hereditária da medula óssea. Ambas apresentam predisposição para síndrome mielodisplásica, leucemia mieloide aguda e ainda para tumores sólidos.[17]

Síndrome de Bloom

Na síndrome de Bloom, os pacientes têm predisposição aumentada para tumores sólidos e hematológicos.[18]

RASopatias

As RASopatias são um grupo de síndromes genéticas causadas por mutações germinativas em genes que codificam componentes reguladores da via Ras/MAPK (cadeia de proteínas na célula que comunica um sinal de um receptor na superfície da célula para o DNA no núcleo da célula, que tem influência no controle, proliferação e diferenciação celulares). São elas: síndrome de Noonan; síndrome de Costello; neurofibromatose tipo I; síndrome de Legius; síndrome linfoproliferativa autoimune (ALPS); malformação arteriovenosa (CM-AVM); síndrome de LEOPARD (lentiginose = múltiplos lentigos, distúrbios de condução no ECG, hipertelorismo ocular, estenose pulmonar, anormalidade genital, retardo do crescimento e déficit auditivo sensorial); síndrome cardiofaciocutânea e fibromatose gengival tipo I. Existe uma associação dessas síndromes ao desenvolvimento de doença neoplásica, como neuroblastoma, glioma e leucemia.[19] É muito importante o estudo genético desses pacientes, a fim de se identificar o risco real dentro de cada variante patogênica do gene que determinou a síndrome.

Diabetes mellitus *tipo I (DM1)*

É importante avaliar, no cuidado ao paciente com DM1, o ganho ponde-roestatural e o desenvolvimento puberal. O crescimento nesse grupo pode ser prejudicado por alguns fatores: mau controle metabólico; doenças autoimunes associadas (tireoidite, doença celíaca, entre outras); distúrbios alimentares; e outras doenças endócrinas, como deficiência de GH. O uso de GH nessas crianças é controverso por causa da possível piora no controle glicêmico. No entanto, estudos demonstraram que, com o aumento na dose de insulina, não houve piora metabólica relevante. De qualquer forma, a terapia deve ser reservada para as indicações já estabelecidas e a decisão deve ser feita em conjunto com a família e a monitorização deve ser frequente e cautelosa.[20,21]

CONCLUSÕES

ao se indicar a terapia com o rhGH é importante lembrar os efeitos adversos, a rara possibilidade de se estar diante de paciente que faz parte do grupo de risco para o emprego do hormônio e, ainda, as indicações já bem-estabelecidas pela literatura.

Em adultos, os usos de rhGH são indicados no definhamento relacionado à aids e à deficiência de hormônio do crescimento (geralmente devido a um tumor hipofisário).[22]

Outras indicações terapêuticas de rhGH vêm se mostrando úteis para crianças e adolescentes com doenças crônicas e prejuízo no crescimento, considerando--se o impacto psicossocial da baixa estatura, como na artrite idiopática juvenil.[23]

Além dos usos terapêuticos geralmente aceitos do rhGH, muitos usos propostos não foram bem-estabelecidos. É indiscutivelmente um hormônio potente com uma ampla variedade de efeitos biológicos. Suas ações anabólicas o tornam atraente como um agente potencial para problemas catabólicos em uma ampla gama de condições clínicas, incluindo pacientes gravemente catabólicos, queimaduras, fibrose cística, doença inflamatória intestinal e osteoporose.

Os usos de rhGH (somatropina) aprovados pela Anvisa são:[24]

1. Tratamento de longo prazo de crianças com distúrbios do crescimento devido às seguintes condições:

   - Secreção insuficiente do hormônio de crescimento (ver Capítulo 3);
   - Crianças nascidas pequenas para a idade gestacional que não recuperaram a altura nos primeiros 4 anos de vida (ver Capítulo 5);
   - Síndrome de Turner (ver Capítulo 6);
   - Síndrome de Prader-Willi (ver Capítulo 8);
   - Baixa estatura idiopática (ver Capítulo 4).

2. Terapia de reposição em adultos com deficiência de hormônio de crescimento.

Caso o medicamento seja usado fora de tais indicações, configura-se uso fora da bula (*off label*), não aprovado pela Anvisa, isto é, uso terapêutico do medicamento não é reconhecido como seguro e eficaz por essa agência reguladora vinculada ao Ministério da Saúde (ver Capítulo 13). Nesse sentido, o uso e as consequências clínicas de utilização dessa medicação para tratamento não aprovado e não registrado na Anvisa são de responsabilidade do médico. Por isso, seu uso requer registro em prontuário das motivações para tal conduta e o consentimento esclarecido do paciente ou, em razão de impedimento legal dos menores de idade, de seus representantes legais.[25]

O uso *off label* de medicamentos não é incorreto e não há norma que proíba o médico de prescrevê-lo. A questão que se apresenta é que a Anvisa ainda não aprovou porque o laboratório não solicitou sua aprovação ou porque ainda não existem evidências de sua segurança ou eficácia.[25]

REFERÊNCIAS

1. Comissão Nacional de Incorporação de Tecnologias no Sistema Único de Saúde (CONITEC) – Protocolos Clínicos e Diretrizes Terapêuticas (PCDT). Disponível em: http://conitec.gov.br/index.php/protocolos-e-diretrizes#D.

2. Cianfarani S. Risk of cancer in patients treated with recombinant human growth hormone in childhood. Ann Pediatr Endocrinol Metab. 2019;24:92-8.

3. Ranke MB, Price DA, Reiter EO (eds.). Growth hormone therapy in pediatrics – 20 years of KIGS. Basel: Karger; 2007.

4. Bell J, Parker KL, Swinford RD, Hoffman AR, Maneatis T, Lippe B. Long-term safety of recombinant human growth hormone in children. J Clin Endocrinol Metab. 2010;95:167- 77.

5. Allen DB, Backeljauw P, Bidlingmaier M, Biller BM, Boguszewski M, Burman P, et al. GH safety workshop position paper: a critical appraisal of recombinant human GH therapy in children and adults. Eur J Endocrinol. 2016;174:P1-9.

6. Sävendahl L, Cooke R, Tidblad A, Beckers D, Butler G, Cianfarani S, et al. Long-term mortality after childhood growth hormone treatment: the SAGhE cohort study. Lancet Diabetes Endocrinol. 2020;8:683-92.

7. Stochholm K, Johannsson G. Reviewing the safety of GH replacement therapy in adults. Growth Horm IGF Res. 2015;25:149-57.

8. Patterson BC, Chen Y, Sklar CA, Neglia J, Yasui Y, Mertens A, et al. Growth hormone exposure as a risk factor for the development of subsequent neoplasms of the central nervous system: a report from the childhood cancer survivor study. J Clin Endocrinol Metab. 2014;99:2030-7.

9. Deal CL, Tony M, Höybye C, Allen DB, Tauber M, Christiansen JS, et al. Growth Hormone Research Society workshop summary: consensus guidelines for recombinant human growth hormone therapy in Prader-Willi syndrome. J Clin Endocrinol Metab. 2013;98:E1072-87.

10. Rickert VI, Pawlak-Morello C, Sheppard V, Jay MS. Human growth hormone: a new substance of abuse among adolescents? Clin Pediatr (Phila). 1992;31:723-6.

11. Wanjek B, Rosendahl J, Strauss B, Gabriel HH. Doping, drugs and drug abuse among adolescents in the State of Thuringia (Germany): prevalence, knowledge and attitudes. Int J Sports Med. 2007;28:346-53.

12. Hermansen K, Bengtsen M, Kjær M, Vestergaard P, Jørgensen JO. Impact of GH administration on athletic performance in healthy young adults: a systematic review and meta-analysis of placebo-controlled trials. Growth Horm IGF Res. 2017;34:38-44.

13. Meinhardt U, Nelson AE, Hansen JL, Birzniece V, Clifford D, Leung KC, et al. The effects of growth hormone on body composition and physical performance in recreational athletes: a randomized trial. Ann Intern Med. 2010;152:568-77.

14. Irwig MS, Fleseriu M, Jonklaas J, Tritos NA, Yuen KC, Correa R, et al. Off-label use and misuse of testosterone, growth hormone, thyroid hormone, and adrenal supplements: risks and costs of a growing problem. Endocr Pract. 2020;26:340-53.

15. Grimberg A, DiVall SA, Polychronakos C, Allen DB, Cohen LE, Quintos JB, et al. Guidelines for growth hormone and insulin-like growth factor-I treatment in children and adolescents: growth hormone deficiency, idiopathic short stature, and primary insulin- like growth factor-I deficiency. Horm Res Paediatr. 2016;86:361-97.

16. Marlow EC, Ducore J, Kwan ML, Cheng SY, Bowles EJA, Greenlee RT, et al. Leukemia risk in a cohort of 3.9 million children with and without Down syndrome. J Pediatr. 2021;234:172-80.

17. Bezzerri V, Api M, Allegri M, Fabrizzi B, Corey SJ, Cipolli M. Nonsense suppression therapy: new hypothesis for the treatment of inherited bone marrow failure syndromes. Int J Mol Sci. 2020;21:4672.

18. Sharma R, Lewis S, Wlodarski MW. DNA repair syndromes and cancer: insights into genetics and phenotype patterns. Front Pediatr. 2020;8:570084.

19. Cizmarova M, Kostalova L, Pribilincova Z, Lasabova Z, Hlavata A, Kovacs L, et al. Rasopathies – dysmorphic syndromes with short stature and risk of malignancy. Endocr Regul. 2013;47:217-22.

20. Bonfig W, Lindberg A, Carlsson M, Cutfield W, Dunger D, Camacho-Hübner C, et al. Efficacy of growth hormone treatment in children with type 1 diabetes mellitus and growth hormone deficiency-an analysis of KIGS Data. J Pediatr. 2018;198:260-4.

21. Zucchini S, Iafusco D, Vannelli S, Rabbone I, Salzano G, Pozzobon G, et al. Combined therapy with insulin and growth hormone in 17 patients with type-1 diabetes and growth disorders. Horm Res Paediatr. 2014;82:53-8.

22. Hintz R. Growth hormone: uses and abuses – it has anabolic effects, but its use in ageing and other conditions is not established. BMJ. 2004;328:907-8.

23. Frittoli, RB, Longhi BS, Silva AM, Barros Filho AZ, Monteiro MA, Appenzeller S. Efeitos do uso do hormônio de crescimento em crianças e adolescentes com artrite idiopática juvenil: revisão sistemática. Rev Bras Reumatol. 2017;57.

24. BRASIL. Ministério da Saúde. Consultoria Jurídica. Advocacia Geral da União. Nota Técnica N° 335/2014 (atualizada em 01/12/2015). Disponível em: https://portalarquivos2.saude.gov.br/images/pdf/2016/janeiro/12/Somatropina.pdf.

25. Sociedade Brasileira de Pediatria. Departamento Científico de Bioética. Bioética e Pesquisas Clínicas em Crianças e Adolescentes. Documento Científico n° 4, de outubro de 2020. Disponível em: https://www.sbp.com.br/fileadmin/user_upload/22718b-DocCient- Bioetica_e_pesq_clinicas_em_crc_e_adl.pdf.

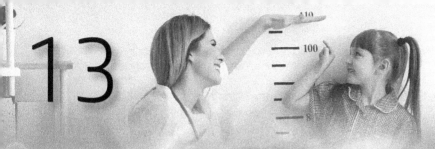

13

Direito dos Cidadãos ao Tratamento com Somatropina/ Hormônio de Crescimento Humano Recombinante (rhGH)

Claudio Barsanti | Mário Roberto Hirschheimer

Relacionada à somatropina, a Nota Técnica n. 335/2014 (atualizada em 1 de dezembro de 2015) do Ministério da Saúde – Consultoria Jurídica/Advocacia Geral da União apresenta a política pública oferecida pelo Sistema Único de Saúde (SUS) e tem por objetivos subsidiar a defesa da União em juízo e tornar mais acessível as informações de cunho técnico e científico, disponibilizadas em documentos oficiais produzidos pelos órgãos competentes do SUS ou por outras agências internacionais, sem substituí-los. Tem caráter informativo, não se constituindo em protocolo clínico ou diretriz terapêutica.[1]

Os usos de somatropina já consagrados e aprovados pela Agência Nacional de Vigilância Sanitária (Anvisa) estão relacionados no Capítulo 12, página 86.[1]

Caso o medicamento seja usado fora dessas indicações, configura-se uso fora da bula (*off label*), não aprovado pela Anvisa. Os médicos têm, em determinadas situações clínicas, utilizado essa possibilidade de prescrição. Contudo, em se tratando de uso não regulamentado, o prescritor assume os respectivos riscos. Nessas circunstâncias, como a Anvisa não atesta a segurança e a eficácia da droga, seja em relação ao medicamento utilizado, seja em relação a diferentes dosagens quanto aos protocolos estabelecidos, pode haver questionamentos nas diversas esferas administrativas e jurídicas. Os trâmites burocráticos, por sua vez, são geralmente longos, contrapondo-se à premência de tratamento de certas condições clínicas.

O uso *off-label* de medicamentos não é incorreto e não há norma que proíba o médico de prescrevê-lo. A questão que se apresenta é que a Anvisa ainda não aprovou o seu uso para aquela determinada finalidade. O porquê dessa situação seria o laboratório não ter solicitado a sua aprovação ou, ainda, a falta de evidências sobre sua segurança ou eficácia.[2]

Assim sendo, o uso e as consequências clínicas de utilização de medicação *off-label* para tratamento não aprovado em bula pela Anvisa são de responsabilidade do médico. Por outro lado, seu não emprego quando benéfico para dada situação pode ser questionado do ponto de vista ético, desde que haja estudos e ensaios clínicos prévios comprovando sua eficácia e segurança. É importante, portanto, o registro em prontuário das motivações para o a prescrição *off label* e o consentimento esclarecido do paciente ou, em razão de impedimento legal dos menores de idade, de seus representantes legais.[2]

A Câmara de Regulação do Mercado de Medicamentos (CMED), regulamentada pelo Decreto nº 4.766, de 26 de junho de 2003, tem por finalidade a adoção, implementação e coordenação de atividades relativas à regulação econômica do mercado de medicamentos voltadas a promover a assistência farmacêutica à população, por meio de mecanismos que estimulem a oferta de medicamentos e a competitividade do setor.[3]

A somatropina tem registro na CMED, integra a Relação Nacional de Medicamentos Essenciais (Rename) e está incluída na lista de Assistência Farmacêutica do SUS nas formas de solução injetável. É disponibilizada pelo SUS por meio do Componente Especializado da Assistência Farmacêutica (CEAF) para o tratamento de:

- Hipopituitarismo (CID10: E23.0): o protocolo clínico, em que se observam as diretrizes terapêuticas de tratamentos da deficiência de hormônio do crescimento – hipopituitarismo, está regulamentado por meio da Portaria SAS/MS n. 110, de - 10 de março de 2010.[4]
- Síndrome de Turner (CID10: Q96.0, Q96.1, Q96.2, Q96.3, Q96.4, Q96.8): o protocolo clínico da síndrome de Turner está regulamentado por meio da Portaria SAS/MS n. 223 de 10 de maio de 2010, em quie se observam as diretrizes terapêuticas de tratamentos da enfermidade em questão.[5-7]

A Portaria n. 1.554, de 30 de julho de 2013, dispõe sobre as regras de financiamento e execução do CEAF no âmbito do SUS.[8]

Segundo essas regras, editadas em consenso pelos entes políticos da federação, a somatropina pertence ao grupo 1B de medicamentos, ou seja, é financiada pelo Ministério da Saúde mediante transferência de recursos para aquisição pelas Secretarias de Saúde dos estados e do Distrito Federal, sendo delas a responsabilidade pela programação, pelo armazenamento, pela distribuição e éla dispensação para tratamento das doenças contempladas no âmbito do CEAF.

Para a solicitação de medicamentos, o paciente ou seu responsável deve cadastrar, em estabelecimentos de Saúde vinculados às unidades públicas designadas pelos gestores estaduais, os seguintes documentos:

a. Cópia do Cartão Nacional de Saúde (CNS);

b. Cópia de documento de identidade;

c. Laudo para solicitação, avaliação e autorização de medicamentos do CEAF (LME), adequadamente preenchido;

d. Prescrição médica devidamente preenchida;

e. Documentos exigidos nos protocolos clínicos e diretrizes terapêuticas publicados na versão final pelo Ministério da Saúde, conforme a doença e o medicamento solicitado;

f. Cópia do comprovante de residência.

Essa solicitação deve ser tecnicamente avaliada por um profissional da área da Saúde designado pelo gestor estadual e, quando adequada, o procedimento deve ser autorizado para posterior dispensação.

O cadastro do paciente, a avaliação, a autorização, a dispensação e a renovação da continuidade do tratamento são etapas de execução do CEAF, sendo a logística operacional dessas etapas responsabilidade dos gestores estaduais. Os medicamentos do grupo 1B devem ser dispensados somente de acordo com as recomendações dos protocolos clínicos e diretrizes terapêuticas e para as doenças (definidas pelo CID-10) contempladas no CEAF.

A Portaria Conjunta n. 28, do Ministério da Saúde, Secretaria de Atenção à Saúde e Secretaria de Ciência, Tecnologia e Insumos Estratégicos, de 30 de novembro de 2018, diz:[9]

> Art. 1º. Fica aprovado o Protocolo Clínico e Diretrizes Terapêuticas – Deficiência do Hormônio de Crescimento - Hipopituitarismo.
>
> > Parágrafo único. O Protocolo objeto deste artigo, que contém o conceito geral da deficiência do hormônio de crescimento, critérios de diagnóstico, critérios de inclusão e de exclusão, tratamento e mecanismos de regulação, controle e avaliação é de caráter nacional, deve ser utilizado pelas Secretarias de Saúde dos Estados, do Distrito Federal e dos Municípios na regulação do acesso assistencial, autorização, registro e ressarcimento dos procedimentos correspondentes.
>
> > Art. 2º. É obrigatória a cientificação do paciente, ou de seu responsável legal, dos potenciais riscos e efeitos colaterais relacionados ao uso de procedimento ou medicamento preconizados para o tratamento da deficiência do hormônio de crescimento.
>
> > Art. 3º. Os gestores estaduais, distrital e municipais do SUS, conforme a sua competência e pactuações, deverão estruturar a rede assistencial, definir os serviços referenciais e estabelecer os fluxos para o atendimento dos indivíduos com essa doença em todas as etapas descritas no Anexo desta Portaria.

O anexo "Protocolo clínico e diretrizes terapêuticas na deficiência de hormônio do crescimento – hipopituitarismo" esclarece casos especiais, entre eles:

- Pacientes com critérios clínicos e auxológicos sugestivos de DGH com valores de GH no teste de estímulo entre 5 e 10 devem ser preferentemente avaliados em centros de referência e o tratamento com GH pode ser considerado. A reavaliação precoce do *status* do GH durante o tratamento da DGH isolada é recomendada para pacientes que alcançaram altura < 0,61 desvio-padrão após o 1º ano de tratamento, especialmente para aqueles com imagem de pituitária normal ou hipoplásica, evitando tratamentos desnecessários naqueles que não respondem ao tratamento.
- Pacientes nascidos pequenos para idade gestacional (PIG) e com síndromes genéticas com evidência de benefício do uso de GH devem ser avaliados em centros de referência ou por equipe técnica especializada.

Recomenda, ainda, que:

- Pacientes devem passar por avaliação diagnóstica e ter acompanhamento terapêutico com endocrinologistas ou pediatras, cuja avaliação periódica deve ser condição para a continuidade da dispensação do medicamento.
- Pacientes com hipopituitarismo devem ser avaliados quanto à eficácia do tratamento e ao desenvolvimento de toxicidade aguda ou crônica. A existência de centro de referência facilita o tratamento em si, bem como o ajuste de doses, caso necessário, e o controle de efeitos adversos.

Finalizando a presente discussão, importante que se transcreva, na íntegra, o artigo 196 da Constituição Brasileira:[10]

> Art. 196. A **saúde é direito de todos e dever do Estado**, garantido mediante políticas sociais e econômicas que visem à redução do risco de doença e de outros agravos e ao **acesso universal e igualitário às ações e serviços para sua promoção, proteção e recuperação** (partes grifadas pelos autores).

Cristalino que o dever é de toda a sociedade, em especial do Estado, quanto à promoção da saúde de todos os brasileiros, mas cristalino também é que os profissionais de Saúde devem estar atentos e saber dos instrumentos existentes, com o conhecimento dos pontos de correlação, para que, atuando na atenção à saúde, possam buscar e oferecer os caminhos ideais a seus pacientes e necessitados dos cuidados imperativos à sua condição clínica.

REFERÊNCIAS

1. Brasil. Ministério da Saúde [homepage on the Internet]. Consultoria Jurídica/Advocacia Geral da União. Nota Técnica N° 335/2014 (atualizada em 01/12/2015) [cited 2021 Apr 01]. Disponível em: https://portalarquivos2.saude.gov.br/images/pdf/2016/janeiro/12/Somatropina.pdf.

2. Sociedade Brasileira de Pediatria. Departamento Científico de Bioética, Kipper DJ, Hirschheimer MR (relatores) [homepage on the Internet]. Bioética e pesquisas clínicas em crianças e adolescentes [cited 2021 Apr 01]. Disponível em: https://www.sbp.com.br/imprensa/detalhe/nid/bioetica-e-pesquisas-clinicas-em-criancas-e- adolescentes-e-tema-de-novo-documento-cientifico-da-sbp/.

3. Brasil. Câmara dos Deputados [homepage on the Internet]. Decreto n° 4.766, de 26 de junho de 2003. Regulamenta a criação, as competências e o funcionamento da Câmara de Regulação do Mercado de Medicamentos – CMED. Diário Oficial da União – Seção 1 – 27/6/2003, Página 7 [cited 2021 Apr 01]. Disponívle em: https://www2.camara.leg.br/legin/fed/decret/2003/decreto-4766-26-junho-2003-497170-publicacaooriginal-1-pe.html.

4. Brasil. Ministério da Saúde. Secretaria de Atenção à Saúde [homepage on the Internet]. Portaria n° 110, de 10 de março de 2010 [cited 2021 Apr 01]. Disponível em: http://bvsms.saude.gov.br/bvs/saudelegis/sas/2010/prt0110_10_03_2010_rep.html.

5. BRASIL. Ministério da Saúde. Secretaria de Atenção à Saúde [homepage on the Internet]. Portaria n° 223, de 10 de maio de 2010 [cited 2021 Apr 01]. Disponível em: http://bvsms.saude.gov.br/bvs/saudelegis/sas/2010/prt0223_10_05_2010.html.

6. BRASIL. Ministério da Saúde Secretaria de Atenção à Saúde [homepage on the Internet]. Portaria Conjunta nº 15, de 9 de maio de 2018. Aprova o protocolo clínico e diretrizes terapêuticas da Síndrome de Turner [cited 2021 Apr 01]. Disponível em: http://conitec.gov.br/images/Relatorios/Portaria/2018/PCDT_Sndrome_de_Turner.pdf.

7. Governo do Estado de São Paulo. Secretaria da Saúde. Coordenadoria de Assistência Farmacêutica. Componente Especializado da Assistência Farmacêutica [homepage on the Internet]. Somatropina – Síndrome de Turner (Atualizado em 07/12/2020) [cited 2021 Apr 01]. Disponível em: https://www.saude.sp.gov.br/resources/ses/perfil/cidadao/acesso- rapido/medicamentos/relacao-estadual-de-medicamentos-do-componente-especializado-da- assistencia-farmaceutica/consulta-por-medicamento/233_somatropina_sindrometurner_v18.pdf.

8. BRASIL. Ministério da Saúde. Gabinete do Ministro [homepage on the Internet]. Portaria nº 1.554, de 30 de julho de 2013. Dispõe sobre as regras de financiamento e execução do Componente Especializado da Assistência Farmacêutica no âmbito do Sistema Único de Saúde (SUS) [cited 2021 Apr 01]. Disponível em: http://bvsms.saude.gov.br/bvs/saudelegis/gm/2013/prt1554_30_07_2013.html

9. BRASIL. Ministério da Saúde. Secretaria de Atenção à Saúde. Secretaria de Ciência, Tecnologia e Insumos Estratégicos [homepage on the Internet]. Portaria Conjunta nº 28, de 30 de novembro de 2018. Aprova O Protocolo Clínico e Diretrizes Terapêuticas da Deficiência do Hormônio de Crescimento – Hipopituitarismo [cited 2021 Apr 01]. Disponível em: https://antigo.saude.gov.br/images/pdf/2018/dezembro/14/PCDT-Deficiencia-do-Hormonio- de-Crescimento-Hipopituitarismo.pdf.

10. BRASIL. Presidência da República, Casa Civil, Subchefia para Assuntos Jurídicos [homepage on the Internet]. Constituição da República Federativa do Brasil de 1988 [cited 2021 Apr 01]. Disponível em: http://www.planalto.gov.br/ccivil_03/Constituicao/Constituicao.htm